MARGARITA KLEIN & MARIA WEBER

Das macht Sie fit nach der Geburt

Ganzheitliche Rückbildung: Für ein gutes Körpergefühl und innere Ausgeglichenheit

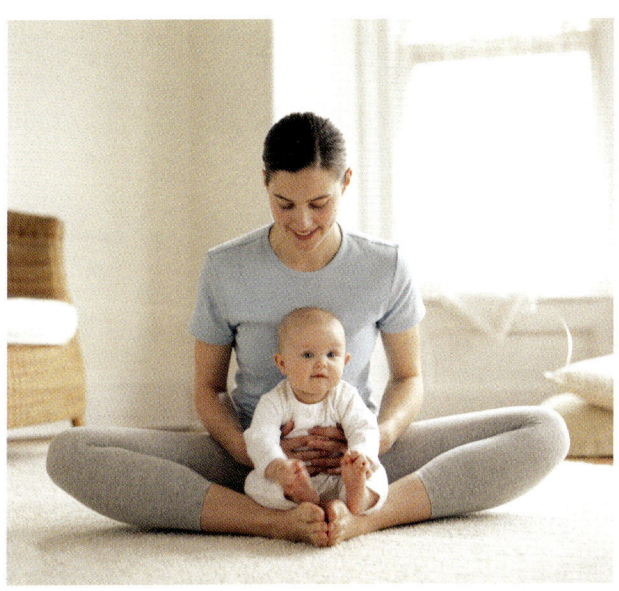

BELTZ kinder
kinder

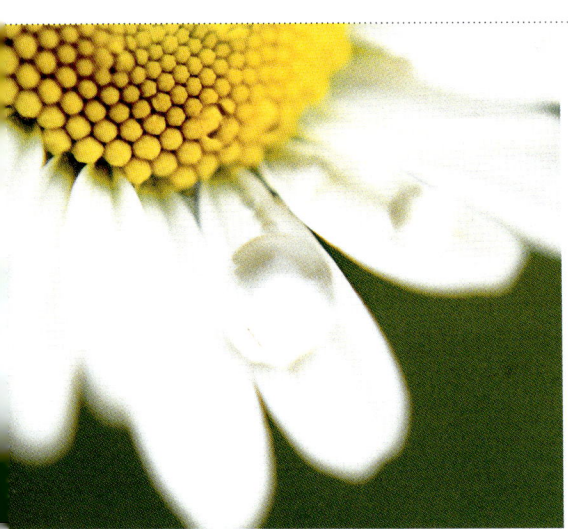

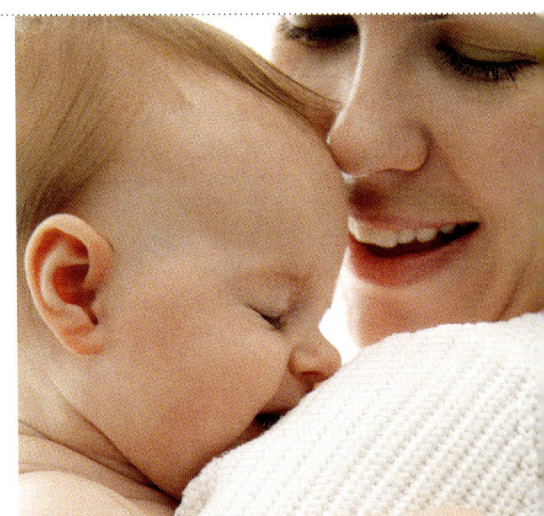

Liebe Leserin, lieber Leser,

wenn Sie dieses Buch lesen, sind Sie vielleicht noch schwanger: Prima, besonders im Kapitel »Wochenbett« finden Sie viele Hinweise, die Ihnen jetzt schon nützlich sein können, um später ein harmonisches Wochenbett zu erleben. Oder Sie sind vor kurzer Zeit Mutter geworden: Dieses Buch möchte Sie begleiten durch das nächste Jahr. Es stellt Ihr Wohlbefinden in den Mittelpunkt. Dazu gehören die Anregungen zu Körperübungen und Massagen ebenso wie die Überlegungen zu Ihrer Befindlichkeit, zu Ihrem Alltag als Mutter und zu Ihrem Beckenboden.

Vielleicht sind Sie ein »neugeborener« Vater: Der Text verdeutlicht Ihnen die körperliche und seelische Situation Ihrer Frau und an manchen Stellen spricht er Sie direkt an. Die Abschnitte »Das tut gut« sind auch für Sie eine Anregung, im Alltag immer wieder Kraft zu tanken. Oder Sie sind die Mutter, Schwester, Freundin, der Vater, Bruder, Freund einer Familie mit einem Baby: Gerade Sie können die Familie sehr unterstützen, wenn Sie Hilfe anbieten, z.B. einkaufen oder kochen, das Baby hüten oder einfach zuhören.

Und jedem Anfang wohnt ein Zauber inne, der uns beschützt und der uns hilft zu leben. (Hermann Hesse)

Neugeboren

Ihr Kind ist zur Welt gekommen und nun erlebt es die Schwerkraft, den Temperaturunterschied, die Luft, die seine Lungen füllt, Geräusche, Gerüche, Licht und Farben, die Berührungen von Händen und von Kleidung auf seiner Haut, Tag und Nacht, Hunger und Sattsein, alles ist neu. Körperorgane und Sinne sind gut darauf vorbereitet, es mit der Welt aufzunehmen. Vor allem hat das Kind die Fähigkeit, zu wachsen und zu lernen, und mit liebevoller Fürsorge wird es gut gedeihen. Auch die Mutter ist gleichsam neugeboren. Die Geburt hat sie an die Grenze des bisher Vorstellbaren geführt.

Die Gefühle bei der Geburt eines Kindes sind unbeschreiblich, Worte reichen nicht aus, um die Höhen und Tiefen des Erlebens mitteilen zu können. Dieses Ereignis, vergleichbar mit dem Ausbruch eines Vulkans oder mit einem heftigen Sturm mit Blitz und Donner, diese Stunden körperlicher Höchstleistung und der unglaublichsten Öffnung, zu der der menschliche Körper fähig ist, haben nicht geahnte Kräfte freigesetzt. Sie haben sich selbst neu erfahren, haben Energien und Fähigkeiten in sich entdeckt, die Ihnen bislang verborgen waren, die Sie vielleicht auch erschreckt haben. Ebenso wie für Ihr Baby ist auch für Sie vieles ganz neu: Nie vorher haben Sie dieses Kind gesehen, gefühlt, gerochen, nie vorher hat es an Ihrer Brust gesaugt.

»Ich hatte keine Ahnung, wie sich die Geburt wirklich anfühlt.« »Es war gewaltig, ungeheuer, riesig, so viel Kraft.«

Die Geburt und alle Veränderungen im Leben, die sie nach sich zieht, wecken ganz neue Fähigkeiten in der Mutter. Die Person, die sie vorher war, erscheint gestärkt und in ihren Möglichkeiten erweitert und vertieft. Eine neugeborene Mutter kann ihre Stärken umso leichter entwickeln und ihre Unzulänglichkeiten umso eher hinnehmen, je mehr freundliche und liebevolle Unterstützung sie bekommt, je mehr sie – besonders am Anfang – gut umsorgt wird. Dann kann sie die überwältigende Erfahrung der Geburt verarbeiten und kann neue Kräfte sammeln.

Es ist also nicht damit getan, dass etwas anfange, das noch nicht war, es muss etwas aufhören, welches war. (Friedrich Schiller)

Gleichzeitig ist der Moment der Geburt auch ein Abschied von ihrem bisherigen Leben als Mädchen, als Jugendliche und als erwachsene Frau ohne Kind. Die Tage und Wochen nach der Geburt sind ein Übergang, eine Zwischenzeit zwischen dem Vertrauten der Vergangenheit und dem Ungewissen der Zukunft. Abschied bringt bei aller Vorfreude auf das Neue auch Schmerz und Trauer mit sich, Tränen vielleicht.

Der Abschied vom alten Leben, der Prozess des Übergangs zur neuen Rolle als Mutter brauchen Zeit, Ruhe und Geduld.

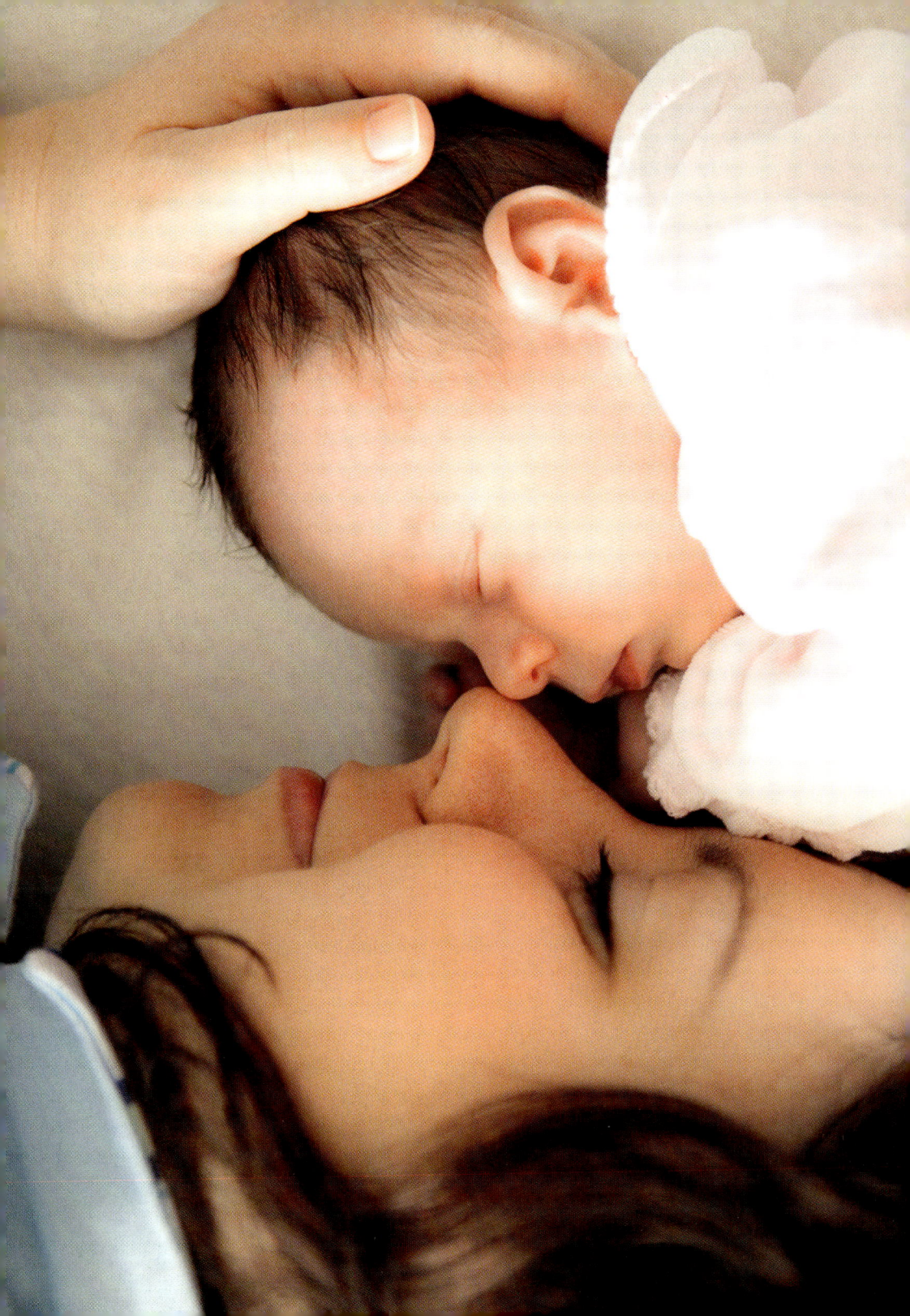

Im Wochenbett

Direkt nach der Geburt beginnt eine der ungewöhnlichsten und überraschendsten Abschnitte im Leben einer Frau: das Wochenbett.

Die Unkenntnis über diese Zeit ist weitverbreitet. Medizinisch gesehen ist das Wochenbett die Phase, die der Körper benötigt, um sich wieder auf den nicht schwangeren Zustand einzustellen, die Veränderungen durch die Schwangerschaft zurückzubilden und die Folgen der Geburt zu verarbeiten. Bemerkenswert ist, dass überall auf der Erde von vielen Kulturen ein Zeitraum von ca. sechs Wochen angenommen wird, in dem die Mutter schutzbedürftig ist und sich hauptsächlich mit sich und ihrem Kind beschäftigt. Erst danach, häufig mit einem Ritual willkommen geheißen, geht sie wieder ihren alltäglichen Verrichtungen nach.

Alles fließt

Wochenbett ist eine Zeit, in der alles im Fluss ist: Da sind der Wochenfluss und die Milch als stärkste der Ströme zu nennen, aber auch der Schweiß, die Tränen und die Vielzahl an Gedanken und Gefühlen.

»Was ist das eigentlich, muss ich eine Woche im Bett liegen?«

Die heftigen hormonellen Schwankungen nach der Geburt führen häufig zu Schweißausbrüchen, vor allem nachts, aber auch bei Anstrengung und bei starken Gefühlsregungen.

Gefühle strömen vielleicht in nie gekanntem Ausmaß: die Freude beim Anblick des Kindes, der unbändige Stolz, es geboren zu haben, vielleicht die Liebe zum Partner. Und dann auch Angst und Unsicherheit – nicht gut genug zu sein als Mutter, dass dem Kind etwas Böses widerfahren könnte, die Sehnsucht danach, selbst bemuttert zu werden, das Gefühl der Leere im Bauch. Wilde Träume können auftreten, realistisches oder auch groteskes Nacherleben der Geburt, Schreckträume, in denen das Kind vom Wickeltisch fällt ...

»Ich fühlte mich ganz aufgelöst, alles schien zu schwimmen.«

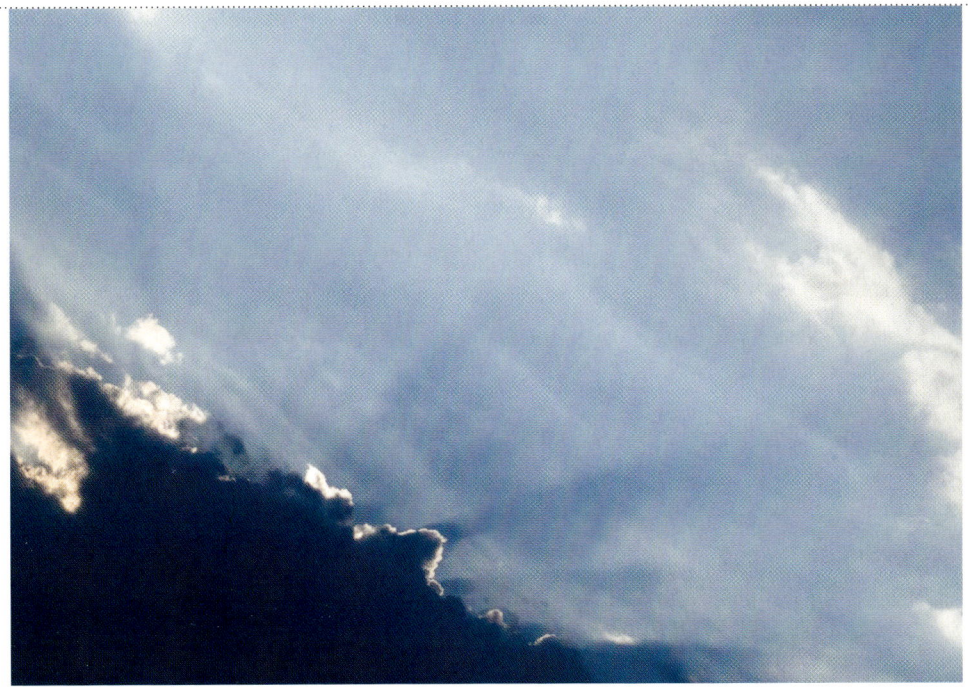

Es scheint eine fast unendliche Vielzahl von Bildern zu geben, in denen das Unbewusste einer Frau die Erlebnisse einer Geburt und des Mutterwerdens ausdrücken kann. Überraschend ist immer wieder das Tempo, in dem die Gefühlslagen wechseln.

Himmelhoch jauchzend, zu Tode betrübt, ein langer, ruhiger Fluss oder ein tosender Wasserfall, alles ist möglich, nacheinander oder auch gleichzeitig. Einen sichtbaren Ausdruck finden Gefühle häufig in Tränen. Alles fließt, manchmal ausgelöst durch erkennbare Anlässe, oft einfach nur so, weil Sie so glücklich sind oder sich plötzlich tieftraurig fühlen.

Innerlich so bewegt zu sein bedeutet eine große Erweiterung der Bandbreite des eigenen Erlebens, ist aber auch anstrengend und kann beängstigend sein.

Das tut Ihnen jetzt gut:
> Lassen Sie sich überraschen, wie diese Phase bei Ihnen ver- läuft, und vertrauen Sie darauf, dass sich all das Ungeordnete der Anfangszeit nach und nach zusammenfügt. Nach einiger Zeit haben Sie sich körperlich und seelisch neu gefunden, ihr Leben als Mutter nimmt Formen an.
> Sie sind jetzt sehr verletzlich. Lassen Sie sich nur von den Menschen besuchen, die Ihnen nahe sind, von denen Sie sich geliebt und unterstützt fühlen. Machen Sie schon vor der Geburt deutlich, dass unangemeldete Besuche Sie vielleicht stören können.
> Lassen Sie sich von einer Hebamme im Wochenbett betreuen. In dieser völlig neuen Situation kann es sehr helfen, eine er- fahrene Person an Ihrer Seite zu haben, die Sie dabei unter- stützt, sich zurechtzufinden, die Ihnen die Vorgänge in Ihrem Körper erklärt und darauf achtet, dass es Ihnen und Ihrem Kind gut geht. Wenn das Wochenbett so etwas ist wie ein Ihnen unbekannter Fluss, kann die Hebamme Ihre Lotsin sein, die Sie sicher hindurchgeleitet.

Wenn Ihr Kind geboren ist und Sie beide wieder zu Hause sind, besucht die Hebamme Sie anfangs täglich, später vielleicht in größeren Abständen. Sie achtet darauf, dass sowohl Sie als auch Ihr Kind gesund sind, weiß Rat und hält in ihrem Koffer Hilfe bereit, wenn es nötig ist. Sie berät Sie beim Stillen oder ande- rer Ernährung des Kindes, lehrt Sie das, was Sie über die Pfle- ge des Kindes wissen müssen, und beantwortet alle Fragen, die Sie als neugeborene Mutter haben. Darüber hinaus achtet sie auf den Verlauf der Rückbildungsprozesse und zeigt Ihnen die Wo- chenbettgymnastik: erste Körperübungen, vor allem für Ihren Beckenboden.

Hebammenhilfe ist auch dann sinnvoll, wenn Sie schon einige Tage in der Klinik verbracht haben. Erkundigen Sie sich schon etwa im zweiten Drittel der Schwangerschaft bei Ihrer Ärztin oder in der Geburtsklinik nach Adressen von Hebammen. Rufen Sie sie bald an und verabreden Sie einen Termin, um sich vorher kennenzulernen. Die Hebamme kann Ihnen vielleicht auch schon in der Schwangerschaft eine wertvolle Unterstützung sein, wenn Sie Fragen haben oder sich unwohl fühlen. Ihre Arbeit wird innerhalb der Schwangerschaft und der ersten acht Wochen nach der Geburt von der Krankenkasse bezahlt.

Schaffen Sie sich eine Umgebung, in der Sie sich gut aufgehoben, sicher und geborgen fühlen. Das kann die sorgfältig ausgesuchte Klinik sein: Fragen Sie vorher nach der Ausstattung der Wochenstation und danach, ob Sie beim Stillen freundliche und geduldige Unterstützung bekommen. Vielleicht erscheint Ihnen aber der Gedanke verlockender, diese sensible Zeit in Ihrem gewohnten häuslichen Rahmen zu verbringen. Dann bringen Sie Ihr Kind in einer Klinik oder einem Geburtshaus zur Welt und gehen wenige Stunden oder auch einen Tag nach der Geburt nach Hause oder Sie entscheiden sich für eine Hausgeburt.

Aus der Zeit geworfen

Die ersten Tage nach der Geburt haben manchmal etwas Unwirkliches: Die Geburt klingt nach, muss wieder und wieder durchdacht, besprochen, durchlebt, durchträumt werden. Der Körper mit all seinen ungewohnten Reaktionen beansprucht viel Aufmerksamkeit. Und dann ist da das Kind: Vielleicht ist es noch fremd, so ganz neu und sieht ganz anders aus als erwartet. Jetzt bin ich Mutter, bin verantwortlich für dieses Kind, schaffe ich das?

»Erst nach zehn Tagen etwa hatte ich das Gefühl, wieder mit beiden Beinen auf der Erde zu stehen.«

Das tut Ihnen jetzt gut:

> Warme Duschen entspannen. Die Haut wird durch den Wasserstrahl und durch das anschließende Trockenrubbeln mit Ihrem Lieblingshandtuch angeregt. Sie bekommen wieder ein Bewusstsein dafür, dass die Grenze Ihres Körpers, die Haut, Sie noch immer sicher umhüllt. Das kann sehr wohltun in so turbulenten Zeiten.

> Schlafen Sie, wenn es für Sie an der Zeit ist. Das können durchaus ungewöhnliche Tageszeiten sein. Je ungestörter Ihre Tage sind, umso eher ist das möglich. Stellen Sie Telefon und Türklingel ab, wenn Sie schlafen wollen.

> Nehmen Sie sich Zeit, um die Geburt nachklingen zu lassen. Sprechen Sie über Ihre Erlebnisse, wann und mit wem Ihnen danach ist. Viele Frauen führen ein Tagebuch, um die Ereignisse zu verarbeiten, manche zeichnen oder malen auch.

> Rekeln, leichtes Anspannen des Beckenbodens und ein wenig Gymnastik (siehe S. 26) geben Ihnen ein gutes Körpergefühl zurück. Ebenso hilfreich ist es, sich an den Atem zu erinnern (s. Seite 24), den Boden unter den Füßen zu spüren (S. 25) oder sich eine Fußmassage (S. 23) oder eine Handmassage (S. 92) schenken zu lassen.

> Nach und nach zeichnet sich vielleicht ein Tagesrhythmus ab, der für Ruhe, Mahlzeiten und ausgewählte Besucher Raum vorsieht.

Die Geburt eines Kindes setzt im Körper der Frau alle verfügbaren Energien frei. Wie auch nach anderen tief greifenden körperlichen und seelischen Ereignissen, z. B. extremen sportlichen Leistungen oder wichtigen Prüfungen, dauert es bis zu drei Tagen, bis der Spannungszustand nachlässt und sich Erschöpfung und Müdigkeit Raum nehmen.

Die Wachheit neugeborener Eltern hat darüber hinaus noch eine besondere Funktion: So nehmen sie jede Regung des Kindes wahr, können sofort reagieren, wenn es unruhig wird und ihre Hilfe braucht.

Während der Geburt kann es zu Verspannungen in allen nur möglichen Körperregionen kommen, im Nacken, in den Schultern, in den Beinen, im Becken, im Rücken. Nach zwei bis drei Tagen erreichen sie ihren Höhepunkt und klingen dann langsam ab. Auch die Männer spannen oft über längere Zeit Muskeln stark an, die sich dann nach der Geburt schmerzhaft melden.

»Ich dachte, ich müsste müde sein, aber ich konnte nicht schlafen.«
»Ich fühle mich ganz zerschlagen, als ob ich Muskelkater hätte.«

Stillen

Viele Frauen machen die Erfahrung, dass nach anfänglicher Unsicherheit, Irritation und Überraschung die Ernährung ihres Babys mit der Brust Freude macht und darüber hinaus manche Bequemlichkeit bietet. Die erste Überraschung erlebt die Frau schon kurz nach der Geburt. Dieses zarte Wesen, gerade geboren, so klein und scheinbar unfertig, ist bestens auf das Stillen vorbereitet. Irgendwann in seinen ersten Lebensminuten öffnet es seinen kleinen Mund, dreht seinen Kopf hin und her und beginnt zu suchen. Hat es dann, vielleicht mit etwas Unterstützung durch die Mutter oder die Hebamme, die Brust gefunden, greift es fest zu und saugt mit aller Energie, die in dem winzigen Körper wohnt. »Ooh!«, sagt die Mutter, und es schwingt ein kleines Erschrecken mit. So fest! Wenn der Vater im Lauf der nächsten Tage einmal stellvertretend für die Mutter dem Kind seinen kleinen (sauberen) Finger zum Nuckeln anbietet, wird er vielleicht nachdenklich. So heftig saugt das Kind an der Brust. Ob das nicht wehtut? Doch, manchmal tut es weh. Es kann einige Tage dauern, bis sich die empfindlichen Brustwarzen daran gewöhnt haben.

Die Experten sind sich einig: Muttermilch ist das Beste fürs Baby, gesund für die Mutter, umweltfreundlich und kostensparend.

In den ersten drei Tagen will das Kind meistens nur alle drei
bis fünf Stunden trinken. Es ist noch sehr mit der Umstellung
auf das Leben draußen, auf die Atmung, die Schwerkraft, auf
die Temperaturunterschiede beschäftigt. Es schläft viel, braucht
Nähe und Wärme und ist darüber hinaus recht anspruchslos.
In diesen Tagen können sich die Eltern auch ein wenig erholen,
vorausgesetzt sie werden in Ruhe gelassen. (Ein Appell an mögliche Besucher: »Kommt nicht unangemeldet und bleibt nicht so
lange! Kommt nicht so bald, in zwei Wochen freuen wir uns
noch mehr über euch, für heute reicht eine E-Mail oder ein lieber
Anruf.«)

Das tut Ihnen jetzt gut:

Um Ihre Brustwarzen zu schonen, legen Sie das Kind in der richtigen Haltung an (siehe S. 16 f.) und lösen es nach dem Trinken
vorsichtig von der Brust, indem Sie ihm erst Ihren kleinen Finger
zwischen die Zahnleisten schieben, damit sich das Vakuum löst,
und erst dann ziehen Sie den Nippel aus seinem Mund. Reiben
Sie Ihre Brustwarzen nach dem Stillen immer mit etwas Muttermilch ein.

Nach drei Tagen etwa erwacht der große Hunger des Kindes und
es will häufiger und länger gestillt werden. Gleichzeitig bereitet
sich auch die mütterliche Brust auf die Mehrproduktion vor, der
so genannte Milcheinschuss stellt sich ein. Zum Glück ist der Spuk
nach ca. zwei Tagen vorbei.

Beim Milcheinschuss
schwellen die Brüste
innerhalb einiger
Stunden an.

»Ich hätte nie gedacht, dass ich solche Formen annehmen könnte!« Je nach Einstellung zum eigenen Brustumfang löst der Zu-
wachs eher Freude oder eher Beklemmung aus: Tragen Sie es mit
Humor, es geht vorbei, ganz sicher!

Noch ist es eher das Gewebe um die Milchdrüsen herum, das so geschwollen ist. Wenn Sie sich klarmachen, dass für jeden Tropfen Milch die 500-fache Menge an Blut durch das Brustgewebe fließt, können Sie sich vorstellen, dass das zunächst Schwellungen verursacht.

Das tut Ihnen jetzt gut:
> Kühlen Sie die Brüste nach dem Stillen mit kaltem Wasser oder mit Quark und wärmen Sie sie vor dem nächsten Stillen, damit sich die Milchgänge öffnen und die Milch frei fließen kann.
> Gehen Sie immer mal wieder nackt in den Vierfüßlerstand und lassen Sie Ihrer Brust Raum, nach unten zu hängen.
> Machen Sie die Übung »Flügel entfalten« (S. 29), sie lässt die Milch fließen.

Schon etwa einen Tag später beginnt bei vielen Frauen der Strom der Milch zu fließen. Viele Frauen könnten am Anfang Zwillinge stillen, sie klagen über den Überfluss. Im Laufe der Zeit passt sich dann die Produktion der Nachfrage an, der Brustumfang reguliert sich wieder, und es läuft nicht mehr so viel Milch zwischen den Mahlzeiten. Und schon stellt sich eine neue Frage: Ist denn genug Milch da? Die Antwort darauf gibt Ihnen Ihr Kind: Wird es von sich aus in einem Abstand von zwei bis vier Stunden (immer von Beginn der Mahlzeit an gerechnet) hungrig, trinkt es dann kräftig (je nach Temperament zügiger oder gemächlicher) und wirkt es danach zufrieden, ist die Windel häufig feucht, dann können Sie ganz beruhigt sein: Ihr Kind wird satt! Jedes Mutter-Kind-Paar findet einen eigenen Weg, beim Stillen ein gutes Team zu werden. Manchmal geht es ganz leicht, manchmal ist es mühsam oder auch schmerzhaft. Auch das Temperament und die Geschicklichkeit des Babys spielen eine Rolle.

Geduld, Zuversicht, Ruhe und Unterstützung: Auch das Stillen will gelernt sein.

Was Sie beim Anlegen beachten sollten,
damit Sie es bequem haben und Ihr Kind gut trinken kann:

> Wenn Sie im Liegen stillen, drehen Sie sich auf die Seite, vielleicht mit einem Kissen unter dem oberen Knie. Das Baby, Ihre Brust und Ihre Schulter liegen auf der Matratze, nur Ihr Kopf wird durch einige Kissen gestützt. Das Baby liegt ebenfalls auf der Seite, Bauch an Bauch mit Ihnen.

> Wenn Sie sitzen, seien Sie sorgsam bei der Auswahl des Sitzmöbels. Manchmal sind einige Versuche notwendig, bis der beste Platz in der Wohnung gefunden ist. Sie dürfen anspruchsvoll sein! Ihre Füße stehen flach auf dem Boden, auf einem kleinen Hocker oder einem Bücherstapel, je nach Höhe der Sitzfläche. Ihre Unterschenkel sind senkrecht, die Oberschenkel waagerecht. Das Becken ist aufgerichtet, die Schultern sind locker. Erlauben Sie sich einen freien Atem und das stolze Gefühl, zu thronen wie eine Königin.

> Das Baby liegt, vielleicht auf einem festen Kissen, auf Ihrem Schoß, keineswegs tragen Sie sein Gewicht mit Ihren Armen! Sein Bauch ist zu Ihrem Bauch gedreht, sein Kopf liegt jetzt direkt vor Ihrer Brust.

> Wenn Sie sich in dieser Position eingerichtet haben (am Anfang dauert es ein wenig, nehmen Sie sich die Zeit!), umgreifen Sie Ihre ganze Brust möglichst dicht am Brustkorb mit der Hand. So wölbt sich die Brustwarze besonders gut vor, sie wird steif und fest. Streichen Sie dem Baby damit um den Mund herum. Vielleicht dauert es ein wenig, dann öffnet es den Mund. Jetzt schieben Sie die Brust weit in den Mund hinein, gleichzeitig macht das Kind eine Art Schnappbewegung. Wenn es dann den Nippel an seinem Gaumen spürt, greift es zu und saugt mit aller Kraft. Manche Babys zögern diesen Moment genussvoll noch etwas hinaus, anderen kann es fast nicht schnell genug gehen.

> Sind die ersten Züge getan, kommt der Moment der Entspannung: Nach dem Ansaugen dauert es von einer halben bis zu drei Minuten, bis bei der Mutter der sogenannte Milchspendereflex einsetzt. Durch die Kontraktion von winzig kleinen Muskeln, die in der Brust um die Milchbläschen herum angeordnet sind, schießt die Milch in den Mund des Kindes. Hörbares Schlucken ist die Folge, manchmal kann das Kind die Menge kaum bewältigen. In der Brust kribbelt es warm, vielleicht tropft es aus der anderen Seite. Im Laufe der Mahlzeit wird das Schlucken dann langsamer, das Kind macht Pausen.

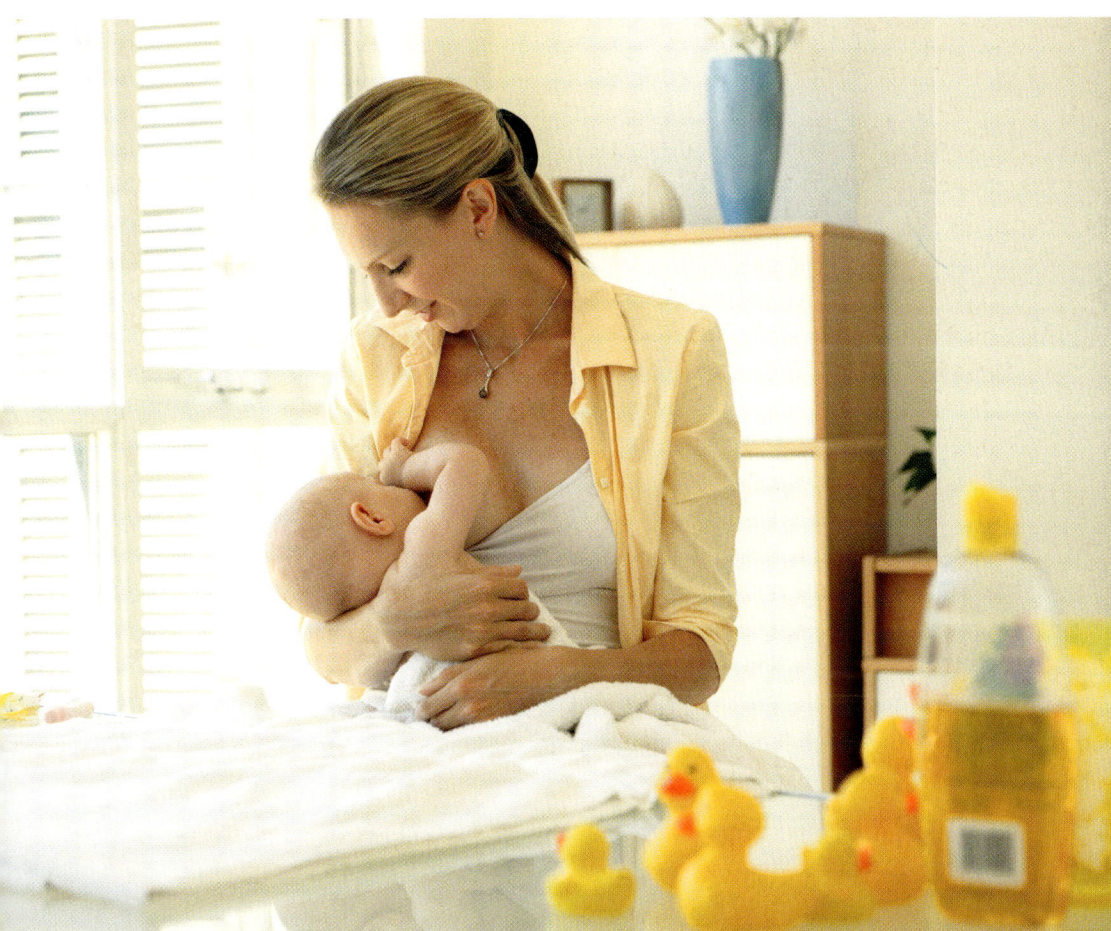

Das tut Ihnen jetzt gut:
> Wärme auf Brust und Schultern hält die Brüste entspannt und lässt
die Milch gut fließen.
> Stille beim Stillen gibt Ihnen innere Ruhe, und Sie können die Nähe
zu Ihrem Baby ungestört genießen, seine kleinen Laute hören, seine
Hände auf Ihrer Haut spüren, seinen Duft riechen und es wieder und
wieder betrachten.
> Die richtige Stillposition (siehe S. 16) verhindert Verspannungen, und
so kann jedes Stillen eine kleine Erholung werden.
> Stärken Sie sich: Stellen Sie sich neben Ihren Stillplatz etwas zum
Knabbern (Nüsse, Trockenfrüchte, Kekse, Obst) und zum Trinken
bereit.
> Falls Sie unsicher sind, fragen Sie Ihre Hebamme oder in der Klinik
die Kinderschwestern, die Kinderärztin oder eine Stillberaterin.
> Die eigene Mutter ist für diese Fragen häufig keine gute Informati-
onsquelle. Gerade zum Stillen hat es in den letzten Jahren viele neue
Erkenntnisse gegeben und sie hat damals sicher vieles anders gemacht. Alles, was Ihnen hilft und Ihnen Mut macht, ist willkommen,
kritische oder skeptische Kommentare sollten Sie sich verbitten.
> Lassen Sie sich von Ihrem Partner unterstützen. Sie können z. B.
Kissen bringen und Ihrer Frau helfen, eine gute Position zu finden;
ihr etwas zu trinken anbieten (Stillen macht durstig!); ihr mit Ruhe
Gesellschaft leisten (oder auch sie allein lassen und alle Störungen
von außen fernhalten); für den Haushalt und mögliche Geschwister-
kinder sorgen.
> Vertrauen Sie darauf, dass Sie dafür ausgestattet sind, Ihr Baby zu
ernähren. Und mit etwas Geduld wird es schon klappen. In einer
Stillbeziehung braucht es, wie in jeder anderen Beziehung auch,
eine gewisse Zeit, um sich kennenzulernen, sich aneinander zu
gewöhnen, um Selbstverständlichkeit und Sicherheit miteinander
zu entwickeln.

> Ist das Baby erst mal satt, lösen Sie es wie oben beschrieben vorsichtig von der Brust. Manche Kinder machen jetzt gern ein »Bäuerchen«, für andere scheint es nicht wichtig zu sein.
> Wenn Sie (oder Ihr Partner) das Baby dann gewickelt haben, darf es an der zweiten Brust den Nachtisch trinken. Wahrscheinlich schläft es dabei auch ein, in den ersten Wochen vielleicht für einige Stunden, später manchmal nur für ein kleines Nickerchen. Zeit für Sie, sich zu erholen, denn anfangs ist Stillen noch so aufregend, dass Sie sich danach möglicherweise etwas angestrengt fühlen.

Wochenfluss

In der Gebärmutter ist nach Ablösung der Plazenta eine Wundfläche entstanden. In den ersten Tagen blutet es recht stark daraus, stärker als bei der Regelblutung. Nach ca. drei Tagen verringert sich die Menge, einige Tage später wird das Blut bräunlich und geht dann langsam über in einen zunächst gelblichen und dann weißen Ausfluss. Insgesamt kann sich der Wochenfluss bis zu sechs Wochen hinziehen und ist so das sichtbarste Zeichen für die Dauer des Wochenbetts.

Das tut Ihnen jetzt gut:
Alles, was Ihnen ein Gefühl von Frische gibt und sich angenehm anfühlt, ist willkommen: Wählen Sie weiche Binden, tragen Sie Unterwäsche, in der Sie sich wohlfühlen (geräumige Slips, die nicht drücken, leiht Ihnen vielleicht für einige Tage Ihr Partner); als luftige und »stillfreundliche« Kleidung eignen sich aufknöpfbare Hemden aus Baumwolle; häufig gewechselte Bettwäsche und ein gut gelüftetes Zimmer sorgen für Behaglichkeit.

Bemerkenswert an dem Wochenfluss ist vor allem sein Geruch: Er ist ganz neu, mit nichts vergleichbar. Wenn der eigene Körper ungewohnt riecht, kann das irritierend sein, beziehen wir doch unser Gefühl von Sicherheit – »Ich bin die, die ich bin!« – auch aus unserem eigenen Körpergeruch, obwohl wir ihn selten bewusst wahrnehmen. Die Befürchtung, dass der Geruch andere Menschen belästigt, ist unbegründet, wenn die Binden häufig genug gewechselt werden.

»Ich finde das komisch, was ist das eigentlich? Hört das bald auf? Und ist der Wochenfluss gefährlich?«

Es gibt viele Tabus, die sich um den Wochenfluss ranken. Er gilt als hochinfektiös, als Gefahr für die Frau, für andere Menschen und besonders für das Baby. Sicher ist Hygiene notwendig, aber es ist vollständig ausreichend, wenn Sie den Wochenfluss so behandeln wie andere Körperausscheidungen auch.

Die Heilung der Wunden

Wenn sich das Kind bei der Geburt seinen Weg durch die Scheide der Mutter bahnt, dehnt sich das Gewebe stark. Wo sonst gerade ein Tampon durchpasst, wo bei der Liebe der Penis Einlass findet, hat sich jetzt das Kind mit einem Kopfdurchmesser von etwa zehn Zentimetern durchgezwängt. Die Muskulatur und die Haut des Scheidenausgangs wurden bis zum Äußersten gespannt. Häufig gibt es kleinere oder auch größere Einrisse, oder es musste ein Dammschnitt gemacht werden, um mehr Platz zu schaffen. Direkt danach fühlt sich der Damm wie betäubt an, erst mit der Zeit kehrt das Gefühl zurück. Der gesamte Bereich ist angeschwollen und die gewohnte Festigkeit des Beckenbodens fehlt noch.

»Im Schritt fühle ich mich ganz zerschunden, werde ich wohl wieder heil?«

Wenn Sie eine Wunde (Schnitt oder Riss) davongetragen haben, kommt der Wundschmerz dazu. Dank moderner Nähtechniken und guten Nahtmaterials heilen diese Verletzungen innerhalb einiger Tage. Manchmal hat sich ein Bluterguss neben der Naht gebildet, der von beachtlicher Größe sein kann und zusätzlich Druck ausübt.

Das tut Ihnen jetzt gut:

Die wirkungsvollsten Heilmittel sind Ruhe, Wasser und Luft.

> Ruhe bedeutet, diesen Bereich nicht durch unnötigen Druck zu belasten. Üblicherweise werden verletzte Körperteile ruhig gestellt, wenn es geht, auch hoch gelagert. Für die Wöchnerin heißt das: Wenig sitzen, besser ist es, zu liegen oder zu gehen.

> Luft unterstützt die Wundheilung. Es ist angenehm, so oft wie möglich mit nacktem Unterkörper im Bett zu liegen. Ein untergelegtes Handtuch verhindert, dass das Laken blutig wird.

> Wasser reinigt die Wunde und sorgt für Frische: Nach jedem Gang zur Toilette tut es gut, einen Guss warmen Wassers über die Naht laufen zu lassen, z. B. aus einem vorher gefüllten Becher oder einer Flasche, in der Dusche oder auf dem Bidet. Danach sorgfältig trocken tupfen.

> Nach etwa vier Tagen lässt die Schwellung nach, jetzt kann es sein, dass die Naht ein wenig juckt. Das ist ein Ausdruck des Heilprozesses und auch das geht vorbei. Jetzt tut ein tägliches Sitzbad gut, es reinigt, lindert den Juckreiz und wirkt entspannend für den ganzen Beckenbereich.

> Wenn es Schwierigkeiten mit der Heilung gibt, wissen die Hebamme oder die Ärztin Rat.

> Ist die Wunde verheilt und der Wochenfluss versiegt, können zarte Massagen, z. B. mit Weizenkeimöl, guttun. Die liebevolle Berührung des Schritts erinnert Sie nach und nach auch wieder daran, dass dieser Bereich Ihres Körpers auch die Quelle großer Lust und Freude ist.

Auch wenn medizinisch gesehen eine Dammnaht meistens unkompliziert ist, bedeutet sie doch für die Frau eine tiefe Verletzung an einer sehr sensiblen Körperstelle. Zur liebevollen Pflege
kann es auch gehören, vielleicht mit der Hebamme zusammen,
den Damm mithilfe eines Spiegels zu betrachten. In den meisten
Fällen sieht die Naht sehr viel besser aus, als sie sich anfühlt.

Häufig ist der Prozess der Heilung schon nach einigen Tagen ab-
geschlossen. Die Frau kann gut sitzen und sich ohne Einschrän-
kung bewegen. Nur manchmal dauert es Wochen, gelegentlich
sogar Monate, bis die Naht völlig beschwerdefrei ist. Schmerzen,
Spannungen oder das Gefühl von Weichheit und Verletzlichkeit
weisen in jedem Fall darauf hin, dass der Körper hier noch Scho-
nung und Zuwendung braucht.

»Liebevolle Pflege
unterstützt die Heilung
der Dammnaht –
auch der seelischen
Wunde.«

Nach einem Kaiserschnitt

Wenn das Kind mit einem Kaiserschnitt zur Welt gekommen ist,
verlaufen die ersten Tage danach anders als nach einer Geburt
auf natürlichem Weg.

Ein Kaiserschnitt ist eine große Operation. Danach ist die Frau
auf Hilfe und Pflege angewiesen. Sie kann sich schlecht im Bett
aufrichten, und die Operationsnarbe schmerzt: Der Schmerz
kann stark sein, und er kommt unerwartet – wenn das Kind
geboren ist, sollte doch alles gut sein. Ihr eigener Körper erfor-
dert die ganze Aufmerksamkeit der Frau, und gleichzeitig will
sie sich ihrem Kind zuwenden, will es begrüßen, es im Arm halten, es stillen.

Jetzt ist der Vater des Kindes gefragt oder, wenn er nicht zur Ver-
fügung steht, eine andere nahe Person, um einen Teil der Mutter-

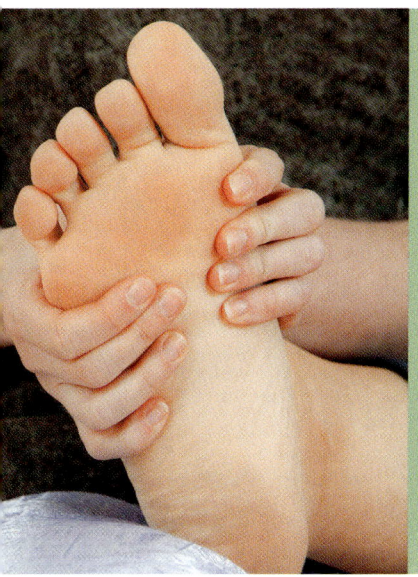

Lassen Sie sich mit einer Fußmassage verwöhnen:
Die massierende Person (z. B. Ihr Partner, Ihre Freundin, Ihre Mutter) verreibt etwas Massageöl zwischen ihren Händen und streicht dann bis zu den Knien hinauf, um die Knöchel und die Fersen herum, den Mittelfußknochen folgend zu den Zehen, dabei liegt der Fuß zwischen Daumen und Fingern, bewegt sanft die Zehen, lässt sie kreisen, biegt den Vorderfuß nach unten und nach oben. Zum Abschluss noch einmal großflächig über Fuß und Unterschenkel streichen.

rolle zu übernehmen. Schon direkt nach der Geburt, wenn die Frau noch narkotisiert ist, kann er das Kind auf dieser Welt begrüßen, kann es halten, wiegen, streicheln, kann ihm seinen (sauberen) Finger zum Nuckeln anbieten. Er kann mit ihm reden, denn seine Stimme kennt das Baby schon seit der Schwangerschaft, sie tut ihm gut.

Der Vater kann sich um die Pflege des Kindes kümmern, es seiner Frau an die Brust legen, zärtlich berühren.

Die Freude darüber, dass das Kind unbeschadet, wenn auch manchmal nach großen Mühen, zur Welt gekommen ist, und der Wunsch, es selbst zu versorgen, beschleunigt die Heilung der Wunden. Schon nach einer Woche sind die meisten Frauen wieder auf den Beinen, wenn auch noch etwas schwach. Was

»Das Wickeln habe ich als erstes gelernt, denn in den ersten vier Tagen konnte Ute kaum aufstehen. Das hat mich sehr mit Max verbunden.«

bleibt, ist ein starkes und meist einige Wochen anhaltendes Gefühl von Erschöpfung. Auch wenn ein Kaiserschnitt heute medizinisch unkompliziert ist, so bleibt er doch ein sehr tiefer Eingriff, der körperliche und auch seelische Narben hinterlässt. Dazu kommen häufig eine nagende Enttäuschung, manchmal ein tiefer Zweifel an sich selbst und das Bedauern darüber, die ersten Lebensminuten des Kindes verpasst zu haben.

»Warum habe ich es nicht geschafft?« »Habe ich etwas falsch gemacht?« Antworten auf solche Fragen gibt es selten. Aber Sie können sicher sein, Sie haben Ihr Bestes getan, und manchmal ist es unumgänglich, diese Art von Geburtshilfe zuzulassen.

Das tut Ihnen jetzt gut:

> Genießen Sie die Nähe mit Ihrem Kind, wenn es bei Ihnen ist. Es zu spüren, es anzuschauen, mit ihm zu reden oder ihm vorzusingen kann Sie und Ihr Baby trösten.
> Sprechen Sie über Ihre Gefühle mit Ihnen nahen Menschen; lassen Sie sich nicht abspeisen mit dem Hinweis, dass ja jetzt alles überstanden sei.
> Der stetige Fluss des Atems verbindet Sie mit dem Leben. Ihn aufmerksam wahrzunehmen kann beruhigen und trösten. Spüren Sie immer und immer wieder Ihrem Atem nach, wie er geht und kommt, beständig, zuverlässig, Ihr ganzes Leben lang. Auch wenn Sie Schmerzen haben oder nicht schlafen können: Der Atem ist immer für Sie da.
> Malen Sie große Kreise mit den Füßen, bewegen Sie die Zehen, soweit es Ihnen schmerzfrei möglich ist. Stellen Sie Ihre Füße flach an das Fußteil Ihres Betts. Der Widerstand unter der Fußsohle beschleunigt den Rückfluss des Blutes zum Herzen und regt so den Kreislauf an.

Wenn Mutter und Kind getrennt sind

Wird das Kind nach der Geburt in eine Kinderklinik verlegt, weil es spezielle Hilfe braucht, ist die Mutter beunruhigt, erlebt Angst und Unsicherheit. Sie weiß, dass ihr Baby sie braucht, dass es vielleicht weint, wenn sie nicht da ist. Ihr Körper sehnt sich nach dem Kleinen, fühlt seine Abwesenheit als Leere. Am liebsten möchte sie Tag und Nacht an seinem Bett verbringen. Selbst wenn eine Kinderklinik Übernachtungsmöglichkeiten für Eltern vorsieht, für die Bedürfnisse von Wöchnerinnen ist in der Regel wenig Raum.

Gönnen Sie sich und Ihrem Baby viel Zeit, viel Ruhe, spüren Sie seinen nackten Körper unter Ihren Händen oder auf Ihrem Bauch.

Das tut Ihnen jetzt gut:

> Wenn Sie das Gefühl haben, den Boden unter den Füßen zu verlieren: Spüren Sie, wo immer Sie stehen, gehen oder sitzen, den realen Boden unter sich, den Fußboden des Raums, in dem Sie sich befinden, den Stuhl, auf dem Sie sitzen, die Straße, auf der Sie gehen. Dieser Boden ist fest, die Erde trägt Sie, sicher und zuverlässig.

> Nehmen Sie sich täglich mindestens eine Stunde frei von der Kinderstation. In dieser Zeit wenden Sie sich bewusst und aufmerksam der Pflege Ihres eigenen Körpers zu. Wenn Sie dann duschen, sich abtrocknen, sich vielleicht eincremen, tun Sie das bewusst, mit liebevoller Aufmerksamkeit für sich selbst. Vertraute Körperpflegerituale können Angst und Schmerz lindern. Rituale erinnern Sie daran, dass Sie selbst als Person noch existieren, auch wenn die Welt aus den Fugen geraten zu sein scheint.

> Nehmen Sie Kontakt zu Ihrer Hebamme auf. Sie kann zwar für Ihr Baby nichts tun, aber sie hilft Ihnen mit Rat und Tat, die Situation zu bewältigen, besonders bei allen Fragen des Stillens.

> Wenn dann alles überstanden ist und Sie Ihr Kleines mit nach Hause nehmen dürfen, mag es Ihnen zunächst noch fremd erscheinen. Ihnen fehlen die Tage des ungestörten Sichkennenlernens, Tage, in denen Sie gemeinsam im Bett gelegen und Ihr Baby beobachtet und gespürt hätten. Soweit es möglich ist, holen Sie etwas davon nach, begrüßen Sie es noch einmal auf dieser Welt.

> Babymassage: Eine Möglichkeit, die Wunden zu heilen, die die Trennung geschlagen hat, ist die Massage. So können Sie sich mit Ihrem Kind liebevoll verbinden, können sich und ihm mit Ihren Händen sagen, dass sie jetzt wieder zusammen sind. Eine kurze Anleitung finden Sie auf S. 93 oder erhalten Sie von Ihrer Hebamme.

Gymnastik im Wochenbett

Die klare Struktur leichter Gymnastikübungen hilft Ihnen, Ihr Körpergefühl wiederzufinden. Das Anspannen und Loslassen der Muskeln erinnert Sie daran, dass Sie jung und kräftig sind und mit etwas Übung wieder beweglich werden. Sie spüren täglich, dass Sie Fortschritte machen. Die Bewegungen lindern auch Muskelkater nach der Geburt und Verspannungen, die sich durch ungünstige Stillpositionen aufbauen können. Die Übungen sollten einfach sein, sich problemlos in Ihren Tagesablauf einbauen lassen und nicht zu viel Zeit beanspruchen.

Sie können anfangen, wann Sie wollen. Es kann aber einige Tage dauern, bis Sie Lust dazu verspüren. Beginnen Sie mit dem Rekeln und dem Spüren des Beckenbodens, und nehmen Sie nach und nach die anderen Übungen dazu. Jede Frau hat dabei ihr eigenes Tempo. Durch häufigere Wiederholungen und energischeres Anspannen der Muskulatur können Sie die Intensität der Übungen so steigern, wie es für Sie richtig ist.

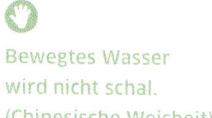

Bewegtes Wasser wird nicht schal. (Chinesische Weisheit)

Rekeln

... Sie sich zunächst nach Herzenslust. Recken und strecken Sie sich ausführlich und versuchen Sie es auch mit Bewegungen, die für Sie ungewöhnlich sind. Ein Tipp: Schauen Sie sich die Kunst des Rekelns von Ihrem Baby ab.

Schenken Sie Ihrem **Beckenboden** Ihre volle Aufmerksamkeit (s. S. 67). Er ist die Basis Ihres Körpers, wurde bei der Geburt stark gedehnt und findet jetzt nach und nach seine Festigkeit wieder. Er ist im Moment der schwächste Teil Ihres Körpers. Spüren Sie zum Schritt hin, finden Sie das Gefühl für den Beckenboden wieder, spannen Sie leicht und kurz an, lassen Sie wieder los. Diese Bewegungen bleiben sehr leicht, spielerisch, wie ein kleines Blinzeln. Tun Sie das, sooft Sie daran denken, etwa hundertmal am Tag und zu Beginn aller Gymnastik. Erst wenn der Beckenboden wieder belastungsfähig ist, können Sie damit beginnen, auch die Bauchmuskulatur zu stärken.

Beckenwiege

Sie liegen auf dem Rücken, die Beine sind angestellt. Gehen Sie mit Ihrer Aufmerksamkeit zum Beckenboden, spannen Sie die Muskulatur um das Steißbein herum an, ziehen Sie die Spannung über den ganzen Beckenboden zum Schambein und dann das Schambein in Richtung auf den Nabel. Dabei legt sich das Becken flach auf die Unterlage. Lösen Sie die gesamte Anspannung wieder auf, das Becken geht in seine ursprüngliche Lage zurück, es bildet sich eine kleine Wölbung im Rücken. Wiederholen Sie die Bewegung einige Male. Dabei entsteht mit der Zeit eine weiche Wiegebewegung, die immer von einer Anspannung des Beckenbodens eingeleitet wird.

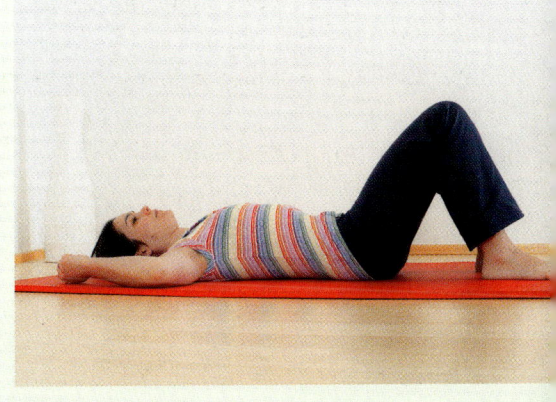

Pendel

Sie liegen weiterhin auf dem Rücken, die
Beine bleiben angestellt. Strecken Sie die
Arme weit zu den Seiten aus. Lassen Sie
die geschlossenen Knie nach rechts sinken, bis sie auf dem Boden ankommen.
Wenn Sie wollen, können Sie den Kopf
nach links drehen. Spüren Sie die Dehnung in den Seiten des Körpers, atmen
Sie weiter. Dann spannen Sie den Beckenboden an, und mit dieser Kraft aus
dem Beckenboden richten Sie Ihre Knie
wieder auf, um sie dann zur anderen Seite sinken zu lassen. Wiederholen Sie das
einige Male.

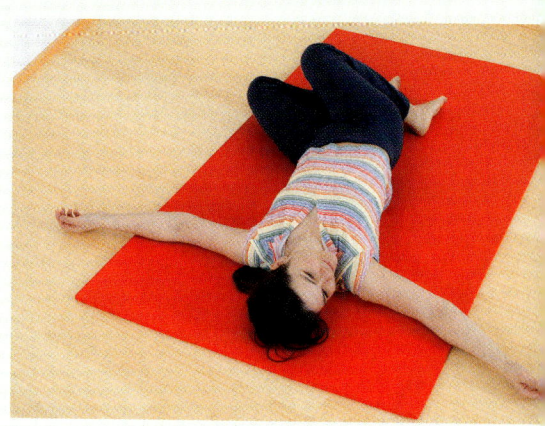

Pinsel

Sie drehen sich in den Knie-Ellenbogen-
Stand. Bitte achten Sie darauf, dass Sie kein
Hohlkreuz machen. Der Rücken fühlt sich
fast rund an. Stellen Sie sich vor, dass Sie
mit der Beckenbodenmuskulatur einen
Pinsel festhalten, mit dem Sie an die Wand
hinter sich große Kreise malen. Halten
Sie gut fest, dann machen Sie eine kleine
Pause, ehe Sie den »Pinsel« wieder ergreifen und die Kreise andersherum malen.
Nehmen Sie erneut den »Pinsel« auf und
malen Sie senkrechte Striche (auf und
ab), dann nach einer kleinen Pause waa-
gerechte Striche (hin und her). »Schreiben« Sie Ihren Namen an die Wand hinter sich.

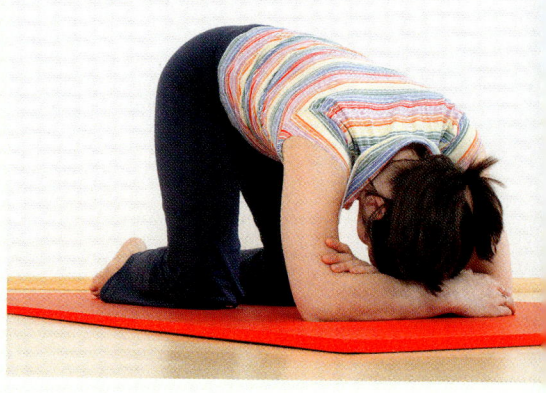

Flügel entfalten

Sie stehen im Vierfüßlerstand. Die rechte
Hand wird unter dem Rumpf hindurchge-
führt zum linken Schulterblatt. Spüren Sie
die Dehnung in den Seiten Ihres Körpers.
Dann führen Sie die Hand zurück, setzen
die Bewegung fort und strecken den Arm
zur Decke. Ihr Blick folgt der ausgestreck-
ten Hand. Eine Weile dort bleiben, weiter-
atmen, dann die Bewegung wiederholen.
Eine kleine Pause, dann ist die linke Seite
dran. Diese Übung hilft bei Verspannungen im Nacken und im oberen Rücken. Außerdem fördert sie den Milchfluss.

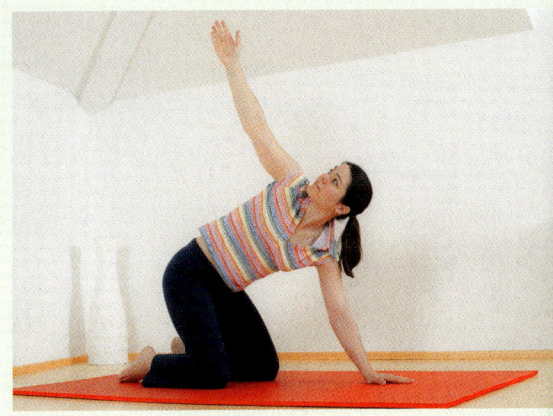

Bauchmassage

Der Bauch fühlt sich nach der Geburt sehr
weich an, manchmal entsteht ein Gefühl
von Leere oder auch von Fremdheit dem
eigenen Körper gegenüber. Viele Frauen
stellen sich die bange Frage, wie sie jemals
wieder festere Formen annehmen können.
Sich selbst eine Bauchmassage zu geben
kann Sie mit Ihrem Körper wieder vertraut machen, kann Sie mit seinen Veränderungen versöhnen. Außerdem wird der
Stoffwechsel angeregt und die Verdauung
gefördert. Eine Bauchmassage strafft das
Gewebe und fördert die Rückbildung von
Schwangerschaftsstreifen.

Sie lehnen sich in einer halb sitzenden,
halb liegenden Stellung bequem an. Legen

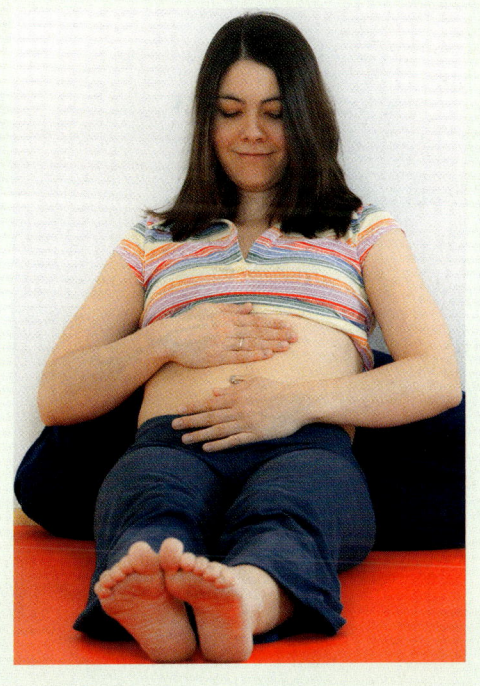

Sie beide Hände auf den Bauch, eine Hand
oberhalb des Nabels und eine darunter.
Spüren Sie die weiche Fülle unter Ihren
Händen. Fühlt es sich gut an? Beide Hände
fahren im Uhrzeigersinn über den Bauch.
Wie fest darf die Berührung für Sie sein?
Die Hände streichen sternförmig von den
Seiten und dann auch von unten und oben
zum Bauchnabel hin. Dort heben Sie das
Gewebe etwas an und schütteln es sanft.
Die rechte Hand greift links in der Taille weit um den Körper herum und zieht
dann kräftig zum Bauchnabel hin (»Formen Sie sich Ihre Taille«). Dann mit der
linken Hand rechts um den Körper herum
fassen und ebenfalls zum Nabel ziehen.
Einige Male abwechseln. Die Finger bei-
der Hände fassen nebeneinander unter der
rechten Rippe eine Gewebefalte und lassen
diese in Richtung auf das Becken rollen.
Dann ergreifen Sie eine weitere Falte neben der ersten, lassen sie parallel zu ersten
nach unten wandern, beginnen wieder unter der Rippe, ein weiteres Stück zur Mitte
hin. Zum Abschluss streichen Sie wieder
mit beiden Händen kräftig im Uhrzeigersinn über Ihren Bauch. Spüren Sie einige
Minuten nach. Fühlt sich Ihr Bauch wohl,
ist er vielleicht warm und belebt? Diese
Massage ist in den nächsten Monaten ein
guter Abschluss nach jeder Gymnastik.
Sie kann auch von Ihrem Partner, Ihrer
Freundin ausgeführt werden.

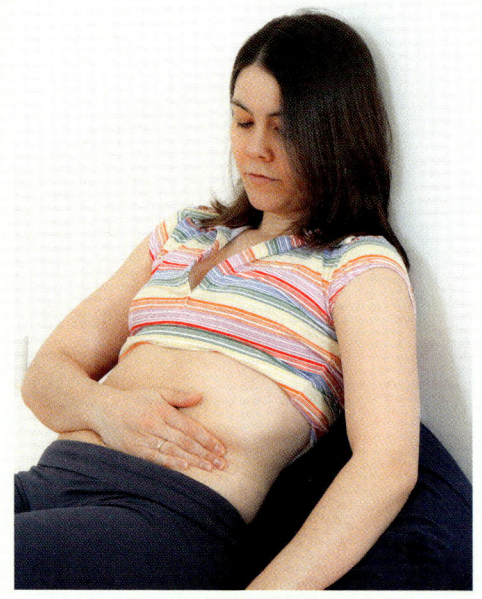

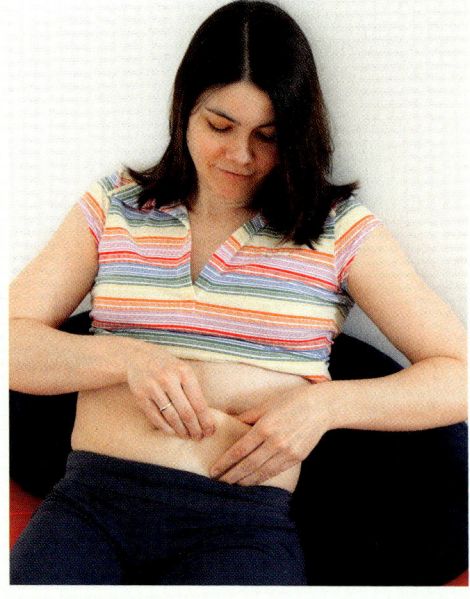

Zeit und Ruhe zum Ankommen

In der Zeit des Wochenbettes beschäftigt sich die Mutter hauptsächlich mit sich und ihrem Kind.

> Sie werden in den ersten Tagen von heftigen Gefühls-schwankungen überflutet; schaffen Sie sich eine Umgebung, in der Sie sich gut aufgehoben und geborgen fühlen.

> Erleben Sie mit Ihrem Kind gemeinsam, wie bequem und angenehm das Stillen ist. Sie werden bald die für Sie richtigen Haltungen lernen.

> Liebevolle Pflege unterstützt jetzt die Heilung Ihrer körperlichen und auch der seelischen Wunden. Die wirkungsvollsten Heilmittel sind Ruhe, Wasser und Luft.

> Wenn das Kind mit einem Kaiserschnitt zur Welt gekommen ist, kann der Vater das Kind begrüßen, halten, wiegen und streicheln.

> Babymassage ist eine wundervolle Möglichkeit, im Dialog von Hand zu Haut den Kontakt zum Baby aufzunehmen und zu vertiefen.

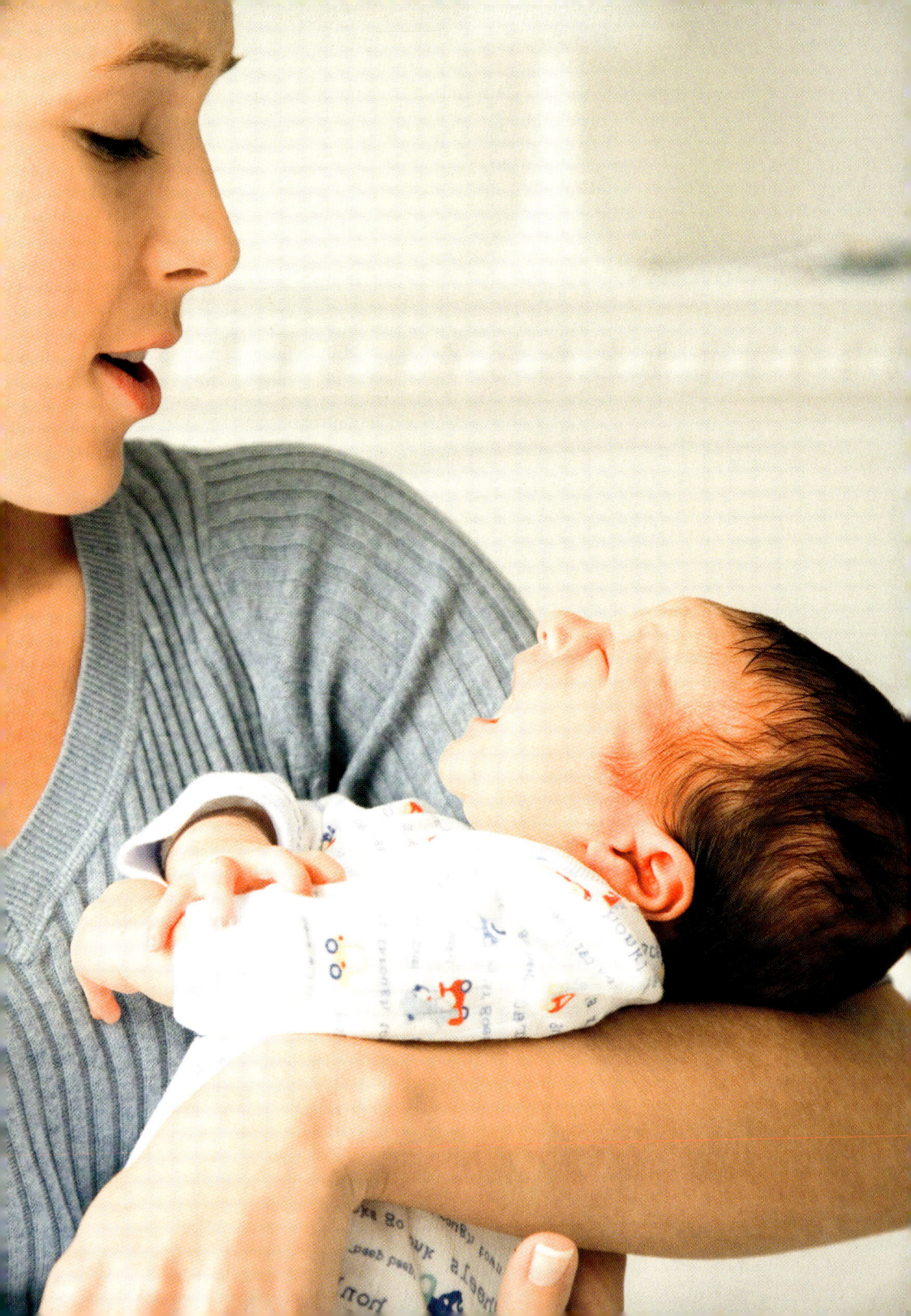

Das erste Vierteljahr

Die Besucherströme verebben allmählich, der Partner geht vielleicht wieder zur Arbeit, alle kehren in ihr normales Leben zurück. Alle – außer der Mutter!

Für Sie ist vieles anders als bisher in Ihrem Leben: Im Umgang mit dem Baby haben Sie noch viele Fragen, Ihre Rolle als Mutter ist ungewohnt, alle Aspekte des Zusammenlebens, vom Haushalt bis zur Freizeitgestaltung, verändern sich, ebenso die Beziehungen, zu den eigenen Eltern und den Eltern des Partners, zu Freunden, zu den Arbeitskolleginnen. Jeder Tag will neu bewältigt werden mit den Aufgaben, vor die Sie das Baby stellt, und mit den Pflichten, die Sie sich selbst auferlegen. Es gibt noch keine Routine, sogar Ihr Körper kann Ihnen fremd erscheinen, manchmal verstehen Sie sich selbst nicht mehr. Im ersten Vierteljahr nach der Geburt eines Kindes, besonders beim ersten, ist vieles in Bewegung. Nach und nach finden Sie in dieser Zeit heraus, wie Sie Ihr Leben als Mutter so gestalten können, dass es für Sie befriedigend ist.

Noch ganz nah

Die ersten drei Monate nach der Geburt werden auch als das »vierte Drittel« der Schwangerschaft bezeichnet. In diesen Wochen sind Mutter und Kind noch eng miteinander verbunden, wie durch eine gefühlsmäßige Nabelschnur. Das Wohlergehen des Kindes ist untrennbar mit dem der Mutter verbunden: Schläft es gut, bekommt sie auch Ruhe; trinkt es gut, können sich ihre Brüste gut darauf einstellen; nimmt es gut zu, ist sie beruhigt; ist es ausgeglichen, fällt es ihr leicht, mit ihm umzugehen. Ebenso gilt: Äußert das Baby seine Bedürfnisse unklar, ist es unglücklich und schwer zu beruhigen, weint es viel oder trinkt es schlecht, dann wird sich die Mutter kaum innerlich ruhig, bestätigt und sicher fühlen können. In gleicher Weise reagiert auch das Baby auf die Stimmungen der Mutter. Wenn sie Sorgen hat, angespannt ist, wenn es Streit gibt, kann es sein, dass sie weniger aufmerksam für die kleinen Signale des Babys ist, und das Kind möglicherweise mit Unruhe darauf reagiert.

Immer wenn das Kind kleinere oder größere Störungen seiner Gesundheit bewältigen muss, ist auch die Mutter im Innersten betroffen. Im ersten Vierteljahr können außerdem die gefürchteten Schreiattacken auftreten. Wo immer die Ursachen des Geschreis zu suchen sind, im Verdauungstrakt oder, wie neuere Erkenntnisse vermuten lassen, auch im noch unreifen Nervensystem der Babys: Es ist für die Mutter schwer zu ertragen, wenn das Kleine seine täglichen Schreiphasen bekommt, die nur einige Minuten oder auch etliche Stunden anhalten können. Sie leidet mit, fühlt sich verantwortlich und hilflos, weil sie nicht herausfinden kann, wie dem Baby zu helfen ist; jede Stimmung des Kleinen durchlebt sie gleichsam mit. Nicht selten weinen beide gemeinsam.

Die Gefühle zum Kind sind bestimmt von einer großen emotionalen Offenheit gegenüber allen seinen Regungen. Ebenso ist auch der Körper der Mutter noch ganz weich und offen. Die Weitung, die er bei der Geburt erfahren hat, bildet sich erst langsam zurück, deutlich zu spüren an dem noch weichen Beckenboden und zu sehen an den insgesamt noch runderen Körperformen.

Wenn die Frau stillt, wird sie zudem in regelmäßigen Abständen von einem körperlichen und seelischen »Weichmacher« überschwemmt. Das Hormon Oxytocin wird jedes Mal ausgeschüttet, wenn das Baby beginnt, an der Brust zu saugen. Es lässt die Milch fließen und hüllt die Frau in den sogenannten Stillnebel, der sie vor Stress schützt.

Die Mutter (und Ähnliches scheint beim Kind zu geschehen) versinkt beim Stillen in eine Art Trance, wenn sie ungestört ist. Sie entspannt sich, atmet tief und ruhig, ihre Gedanken wenden sich nach innen. Gegenüber äußeren Reizen ist sie abgeschirmt. Jedes Stillen ist eine kleine Erholung für das Nervensystem.

»Ich war in den ersten Monaten so empfindsam, manchmal musste ich weinen, ohne genau zu wissen, warum.«

Die Mutter wirkt wie in einen zarten Stillnebel gehüllt.

Nur so ist zu begreifen, wie Frauen in der Lage sind, wochen-, manchmal monatelang mit unterbrochenem Nachtschlaf zu leben und dabei noch vergleichsweise gesund zu bleiben. Zusätzlich hilft natürlich auch die immer wieder aufsteigende Freude über das Kind.

Es ist nicht die Zeit intellektueller Hochleistungen, auch der Umgang mit Zahlen und mit Zeiten und die Koordination der Bewegungen geraten manchmal durcheinander. Aber dieser Zustand geht vorüber. Gegen Ende der ersten drei Monate (bei manchen Frauen etwas später) werden Sie bemerken, dass Sie wieder mit beiden Beinen auf der Erde stehen.

Sich im Alltag einrichten

Die ersten Tage, an denen der Mann das »gemeinsame Wochenbett« verlässt und wieder voll seiner Arbeit nachgeht, lösen häufig eine Krise aus. Er selbst trennt sich vielleicht nur ungern von Frau und Kind, ist möglicherweise sogar ein wenig eifersüchtig. Sie steht vor einer ganz neuen Situation, weiß noch nicht, was auf sie zukommt, wie sie den ganzen Tag allein bewältigen soll, ist angespannt. Und viele Babys reagieren auf diese innere Unruhe mit Geschrei.

Spätestens zu diesem Zeitpunkt gestalten sich das Leben des Mannes und das der Frau höchst unterschiedlich: Bis zu Beginn des Mutterschutzes verlief ihr Leben parallel. Der Tageslauf von beiden war geprägt durch den Wechsel zwischen arbeitsbedingter Abwesenheit von zu Hause und Freizeit in der Wohnung oder außerhalb. Die Hausarbeit wurde (hoffentlich) weitgehend von beiden gemeinsam erledigt. Der Mann kehrt zu diesem Lebensrhythmus zurück, für ihn verändert sich »nur« die Zeit außer-

»Morgen muss Paul wieder zur Arbeit, ich weiß gar nicht, wie das werden soll!«

halb seiner Arbeit. Für die Frau dagegen verändert sich alles: Ihr »Arbeitsplatz« ist nun ein völlig anderer, mit allen Herausforderungen, die eine solche Veränderung mit sich bringt.

Vielleicht wird es einige Tage oder auch Wochen dauern, bis Sie sich an den neuen Zustand gewöhnt haben, vielleicht arrangieren Sie sich irgendwann, vielleicht genießen Sie ihn auch. Womöglich sind Sie aber auch nur froh, wenn er vorbei ist und Sie auch wieder, zumindest einen Teil des Tages, berufstätig sein können.

Die Geburt eines Kindes führt in den allermeisten Familien zu einer neuen Arbeitsteilung. Zumindest in den ersten Monaten ist es in der Regel die Frau, die zu Hause bleibt. Dann liegt es nahe, dass sie auch für die Haushaltsführung eine größere Verantwortung übernimmt – ohne alles selbst und allein erledigen zu wollen. Geben Sie vor allem schwere Arbeiten weiterhin ab und vor allem: Lassen Sie Ihren Mann die Dinge, die er tut, auf seine Weise tun.

»Das bisschen Haushalt macht sich von allein, sagt mein Mann …«

Der private Arbeitsplatz »Haushalt« hat einige Besonderheiten:

> Es gibt keine Hilfe bei der Eingewöhnung, keine Probezeit, keine Arbeitskollegin, nicht einmal feste Arbeitszeiten oder gar Urlaub oder ein freies Wochenende.
> Die Ergebnisse sind häufig unsichtbar. Nur die Arbeit, die noch nicht getan ist, fällt ins Auge. Die Resultate sind nicht von Dauer: Ein geputztes Bad wird wieder schmutzig, Essen wird aufgegessen, das Geschirr muss nach der nächsten Mahlzeit wieder gespült werden.
> Hausarbeit gilt eher als Selbstverständlichkeit und findet wenig Anerkennung. Andererseits ist die Arbeit in und an der eigenen Wohnung selbstständig, und sie ermöglicht viel Kreativität, z. B. als »Innenarchitektin« oder als »Köchin«.

Einen Haushalt zu führen und gleichzeitig ein Baby zu versorgen ist eine besondere Herausforderung. Das Leben mit einem kleinen Kind ist eine »Zeit der unabgeschlossenen Tätigkeiten«. Jeden Moment kann das Baby rufen, und man muss alles andere stehen und liegen lassen. Ein Baby braucht unglaublich viel Zeit, Zeit, die einfach irgendwo zu verschwinden scheint in einem geheimnisvollen Dreieck aus Füttern, Wickeln und Schmusen. Sie können sich eben nicht intensiv um Ihr Baby kümmern und gleichzeitig ohne Hilfe einen ordentlichen Haushalt führen. Es ist für das Wohlbefinden der Familie insgesamt zuträglicher, wenn Sie großzügig über manche Unordnung hinwegsehen und sich stattdessen einmal mehr ausruhen, um neue Kraft für sich und Ihr Kind zu sammeln.

Wie wäre es mit dieser Reihenfolge: Zuerst kommen die Bedürfnisse des Babys, dann meine eigenen und dann erst der Haushalt?

Das Phantom der guten Mutter

Eine »gute« Mutter weiß immer sofort, was ihr Baby braucht, und kann alle seine Bedürfnisse befriedigen. Oder etwa nicht?

Viele Anlässe für ein Baby, sich unwohl zu fühlen, entstehen unabhängig vom mütterlichen Verhalten. Für manches Unbehagen kann auch die beste Mutter keine Lösung finden. Schon sehr früh wird deutlich, dass bei aller Nähe Mutter und Kind zwei voneinander getrennte Wesen sind. Das Kind atmet allein, reguliert seine Körpertemperatur, sein Schlafen und sein Aufwachen. Auch seine Verdauung muss das Baby selbst ordnen. Wenn es damit Mühe hat, kann es getröstet, gehalten, getragen werden, Sie können ihm »den Rücken stärken«, aber lösen muss es die Aufgabe selbst.

»Mein Baby scheint unzufrieden zu sein, es nörgelt oft so vor sich hin, manchmal schreit es auch. Wenn ich nur herausfinden könnte, was es will.«

Jedes länger dauernde Geschrei des Babys löst Fragen aus: Was hat es? Was kann ich tun, um ihm zu helfen? Warum hilft meine Hilfe nicht? Mag es mich nicht? Bin ich nicht gut genug als Mutter?

Es ist schon anstrengend genug, Tag und Nacht für ein Baby zu sorgen. Und nun kommen vielleicht auch noch quälende Fragen dazu: Mache ich denn alles richtig? Bin ich wirklich eine gute Mutter? Oder kann ich nicht doch noch ein wenig besser sein? Das Ideal der »guten Mutter« – auch das des perfekten Vaters – ist ein Trugbild. Dieses Ziel erreichen zu wollen scheint auch gar nicht notwendig zu sein. Ein vorübergehendes Nichtverstehen oder Nichterfüllen der kindlichen Bedürfnisse richtet keinen Schaden an. Jeder Mensch hat seine Eigenarten, seine Stärken und seine Begrenzungen, mit denen seine Umwelt zurechtkommen muss, und das gilt auch für Mütter und Väter im Zusammenleben mit ihren Kindern.

Mütter von kleinen Kindern, besonders wenn es das erste ist, reagieren oft empfindlich auf Kritik. Auch gut gemeinte Ratschläge ihrer Umgebung können sie heftig verunsichern. Verwandte, Freundinnen, Nachbarinnen, alle scheinen zu wissen, was gut ist für ihr Baby, wie »man« es machen muss, damit das Kind gut gedeiht. Auch Broschüren und Heftchen, meistens reichlich mit Werbung versehen, können sie jetzt leichter beeinflussen als sonst in ihrem Leben.

Lassen Sie sich nicht aus der Fassung bringen. Ein Baby ist widerstandsfähig genug, um mit Unsicherheiten oder auch Ungeschicklichkeiten seiner Eltern zurechtzukommen. Bemühen Sie sich, seine Bedürfnisse zu erkennen und zu erfüllen, und wenn es einmal sehr schreit, denken Sie daran, dass diese enorme Kraft, die in seiner Stimme steckt, auch Ausdruck seiner Lebenskraft ist. Wenn es länger und häufiger schreit, als Sie ertragen können, lassen Sie sich von der Hebamme oder dem Kinderarzt beraten.

Für das Aufwachsen von Kindern ist es wichtig, dass Eltern »gut genug« sind. Sie müssen aber keineswegs »perfekt« sein!

Den eigenen Weg finden

»Als ich gar nicht mehr wusste, wie ich das unruhige Kind und das Chaos in der Wohnung aushalten sollte, habe ich mich plötzlich erinnert, wie ich es vorher auf der Arbeit gemacht habe, wenn mein Chef nörgelig war und die Kunden alle gleichzeitig etwas von mir wollten: Ich habe tief durchgeatmet ...«

»Erstmal tief durchatmen, kurz aus dem Fenster schauen, und dann alles nach und nach erledigen.«

Jede Frau bringt ihre ganz persönlichen Stärken und Fähigkeiten mit, die sie im Lauf ihres bisherigen Lebens erworben hat. Entsprechend unterschiedlich sind die Wege, die Frauen bei der Gestaltung ihres neuen Lebens einschlagen. Jede findet sich auf ihre besondere Art in die neue Rolle, jede lernt, mit ihrem Baby (und mit ihrem Partner) gemeinsam in ihrem eigenen Tempo den Alltag in ihrer Weise zu bewältigen. Je mehr Unterstützung sie für den ihr eigenen Weg in ihrer Umgebung findet, desto leichter wird es für sie sein, sich »erfolgreich« zu fühlen und Sicherheit zu entwickeln. Erinnern Sie sich daran, wie Sie in anderen Situationen gehandelt haben, und schauen Sie gelassenen Müttern ihre Tricks ab! Suchen Sie den offenen Austausch mit anderen Müttern darüber, was Ihnen gut gelingt und was Ihnen schwerfällt. Bitte keine Konkurrenz!

Dem eigenen Körper eine gute Mutter sein

Ihr Körper freut sich in den ersten drei Monaten noch über besondere Aufmerksamkeit! Vielleicht gewöhnen Sie sich sogar für Ihr weiteres Leben einen freundlicheren Umgang mit sich selbst an. Wieder sind es die einfachen Dinge, die helfen:

> ausgiebige Körperpflege;
> Kleidung, die sich angenehm auf der Haut anfühlt und Ihnen viel Bewegungsfreiheit lässt;
> Freude am Essen und reichliches Trinken.

Pausen

Jeden Tag Pausen einlegen, einige Minuten, eine Stunde nichts tun, Atem holen – das verschafft Ihnen wieder Kraft und den nötigen Durchblick, um das innere und äußere Chaos zu ordnen. Nehmen Sie sich mehrmals täglich kleine Urlaube vom Alltagstrott, das vermindert Stress erheblich. Sehen Sie einige Minuten aus dem Fenster, lassen Sie Ihren Blick in den Himmel schweifen, lesen Sie ein Kapitel in diesem oder einem anderen Buch oder vielleicht ein Gedicht oder eine Zeitschrift, massieren Sie sich den Nacken oder die Füße (oder noch besser: Lassen Sie sich massieren), setzen Sie sich gemütlich mit einer Tasse Tee aufs Sofa und tun Sie gar nichts: Wie bei den großen Urlauben ist es auch bei den kleinen Pausen sehr unterschiedlich, was den einzelnen Menschen gefällt und guttut.

Es war einmal ein Lattenzaun mit Zwischenraum, um durchzuschaun. (Christian Morgenstern)

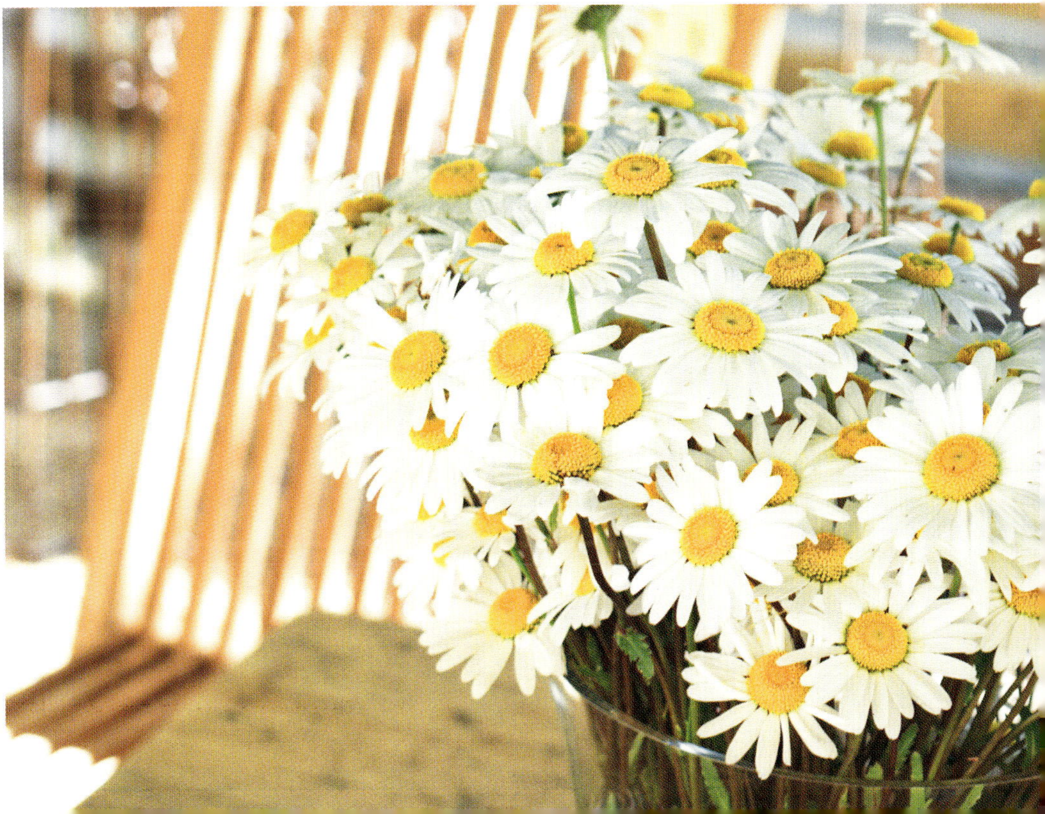

Schlafen

Es wird noch ein wenig dauern, bis Sie sich wieder darauf verlassen können, in den Nächten ungestört durchzuschlafen.

Schlafen Sie also am Tag, wann immer es Ihnen möglich ist. Sie gehören zu den Menschen, die von sich sagen, dass sie tagsüber nicht schlafen können? Legen Sie sich einfach hin und lassen Sie sich überraschen ... Die Einhaltung eines Mittagsschlafs, zumindest einer Mittagsruhe, ist nicht nur für kleine Kinder und ältere Menschen ein Segen.

Und in einigen Nächten und am Wochenende übernimmt vielleicht Ihr Partner den Nachtdienst und bringt Ihnen das Kind nur zum Stillen.

Der inneren Bewegung Ausdruck geben

Fühlen Sie sich bei aller inneren Aufgewühltheit und all den Veränderungen, die jetzt in Ihr Leben gekommen sind, vielleicht gleichzeitig körperlich steif und wie eingerostet? Setzen Sie die innere Bewegung in äußere Bewegungen um, das tut Ihrem Körper gut, und es entlastet gleichzeitig Ihre Seele von Anspannungen.

Rückbildungsgymnastik kann Ihnen helfen, sich selbst neu zu finden, die Möglichkeiten des Körpers in der Bewegung neu zu entdecken. Verspannte Muskulatur lockert sich, Sie bekommen frischen Schwung, Ihr Kreislauf wird angeregt, Ihr Körper erinnert sich daran, dass seine Möglichkeiten weit über das hinausgehen, was Sie tagtäglich tun. Auch das ist ein Weg zu neuer Lebensfreude.

Beginnen Sie damit, Ihren Beckenboden zu kräftigen. Er ist nach der Geburt der schwächste Teil Ihres Körpers, und Sie sollten sich nur so sehr anstrengen, wie es der Beckenboden verträgt (s. Seite 73). Auch die Übungen von S. 26 ff. unterstützen den Beckenboden.

Im zweiten Teil dieses Buches finden Sie ein Bewegungsprogramm, mit dem Sie ab etwa sechs Wochen nach der Geburt beginnen können. Bis dahin eignen sich die Übungen aus dem Kapitel »Wochenbett«. Suchen Sie sich die Übungen aus, die Ihnen am meisten Spaß machen. Denn niemand weiß besser als Sie selbst, was Ihnen guttut und wie viel Anstrengung richtig ist. Manche Frauen lieben es besonders, sich zu Musik zu bewegen. Nur Mut: Tanzen ist eine der besten Sportarten überhaupt, und vermutlich »tanzt« Ihr Baby gerne mit.

Wann Sie das denn auch noch tun sollen? Erinnern Sie sich noch einmal an das Prinzip: Zuerst kommt das Baby, dann Sie, dann der Rest.

Träume

Traumreisen sind eine wunderbare Möglichkeit, Körper und Seele eine Erholung zu gönnen. Machen Sie es sich bequem, schließen Sie die Augen und besuchen Sie Orte, an denen Sie sich wohlgefühlt haben oder die Sie gern einmal sehen würden! Treffen Sie in der Fantasie Menschen, die Ihnen guttun. Erinnern Sie sich an Situationen, in denen Sie sich entspannt und stark gefühlt haben, in denen Sie lachen konnten. Gute Erinnerungen sind wie eine Schatzkammer, die wir immer in uns tragen und jederzeit öffnen können. Machen Sie sich auf die Suche!

Frederick, warum arbeitest du nicht, fragten sie. Ich arbeite doch, sagte Frederick, ich sammle Sonnenstrahlen für die kalten, dunklen Wintertage.
(Leo Lionni)

Oder machen Sie folgende Entspannungsübung. Die Anleitung ist sehr einfach. Lesen Sie sich den Text einige Male durch, dann können Sie ihn leichter mit geschlossenen Augen nachvollziehen. Vielleicht findet sich aber auch eine freundliche Person, die Ihnen die Worte sehr langsam vorliest. Da ich vermute, dass Sie sich nicht mit »Sie« anreden, habe ich auch das »Du« verwendet.)

»Ich bin ich«

> Suche einen ruhigen Platz, an dem du nicht gestört wirst.
> Lege oder setz dich hin ... finde eine bequeme Stellung ...
> Vielleicht kann es noch bequemer sein? ...
> Liegt jedes Bein ... entspannt? ... Hat das Becken ... ausreichend Raum? ...
> Kann der Atem frei ... durch die Brust ... bis hinunter in den Bauch fließen? ...
> Erlaube ... deinen Schultern ... viel Raum einzunehmen ... erlaube deinen Armen ... sehr weich zu sein, und deinen Händen ... sich zu öffnen ...
> Dein Kopf ruht auf der Unterlage ... dein Nacken ist weit ... erlaube deinen Gesichtszügen ... sich zu lösen ...
> Die Stirn wird glatt ... um die Augen herum ... und dahinter ... ist viel Raum ...
> Die Ohren sind ganz offen ...
> Über dein Gesicht zieht ein Lächeln ... du lächelst dir zu ...
> Spüre deinen Atem ... wie er kommt ... und geht ...
> Wenn der Atem kommt ... denke: ... ich ... wenn der Atem geht ... denke: ... bin ... ich ... bin ... ich ... bin ... ich ... bin ... ich ... wenn deine Gedanken abschweifen ... kehre zurück ... zu dem ... ich ... bin ... immer wieder in einem stetigen Fluss: ... ich ... bin ... ich ... bin ...
> Und jetzt ... wenn du ganz erfüllt bist von dem ... ich ... bin ... lass es langsam verklingen.
> Nimm einen kräftigen Atemzug – und atme aus.
> Komm mit deiner ganzen Aufmerksamkeit wieder hierher zurück.
> Rekle dich sehr gründlich, reibe Hände und Füße kräftig gegeneinander, werde ganz wach.

Im neuen Alltag einen eigenen Weg finden

> Alle Regungen des Kindes werden von der Mutter mit großer emotionaler Offenheit registriert und beantwortet. Vergleichbar weich und offen ist auch ihr eigener Körper.

> Hormone helfen dabei, diese erste, anstrengende Zeit mit wenig Schlaf und ständig neuen Herausforderungen zu überstehen. So wird beim Stillen jedes Mal das Hormon Oxytocin ausgeschüttet; es hüllt die junge Mutter in einen »Stillnebel« und schützt sie vor Stress.

> Den perfekten Haushalt werden Mütter für einige Zeit vergessen müssen: Das Baby braucht unglaublich viel Zeit – Zeit, die zu verschwinden scheint in einem Dreieck aus Füttern, Wickeln und Schmusen.

> Lassen Sie sich nicht unter Druck setzen: Das Ideal einer »perfekten Mutter« ist ein Trugbild. Sie können sicher sein, dass Sie gut genug sein und mit Ihrem Baby gemeinsam Sicherheit entwickeln werden.

> Nehmen Sie sich diese drei Monate als Freiraum und verschieben Sie Termine und feste Verabredungen möglichst auf die Zeit danach.

> Wenn Sie jedoch das Gefühl haben, mit Ihnen oder Ihrem Baby sei etwas nicht in Ordnung, weil Sie so traurig sind und sich so schwer fühlen oder weil Ihr Kind so viel weint, suchen Sie sich Rat und Hilfe bei Fachleuten.

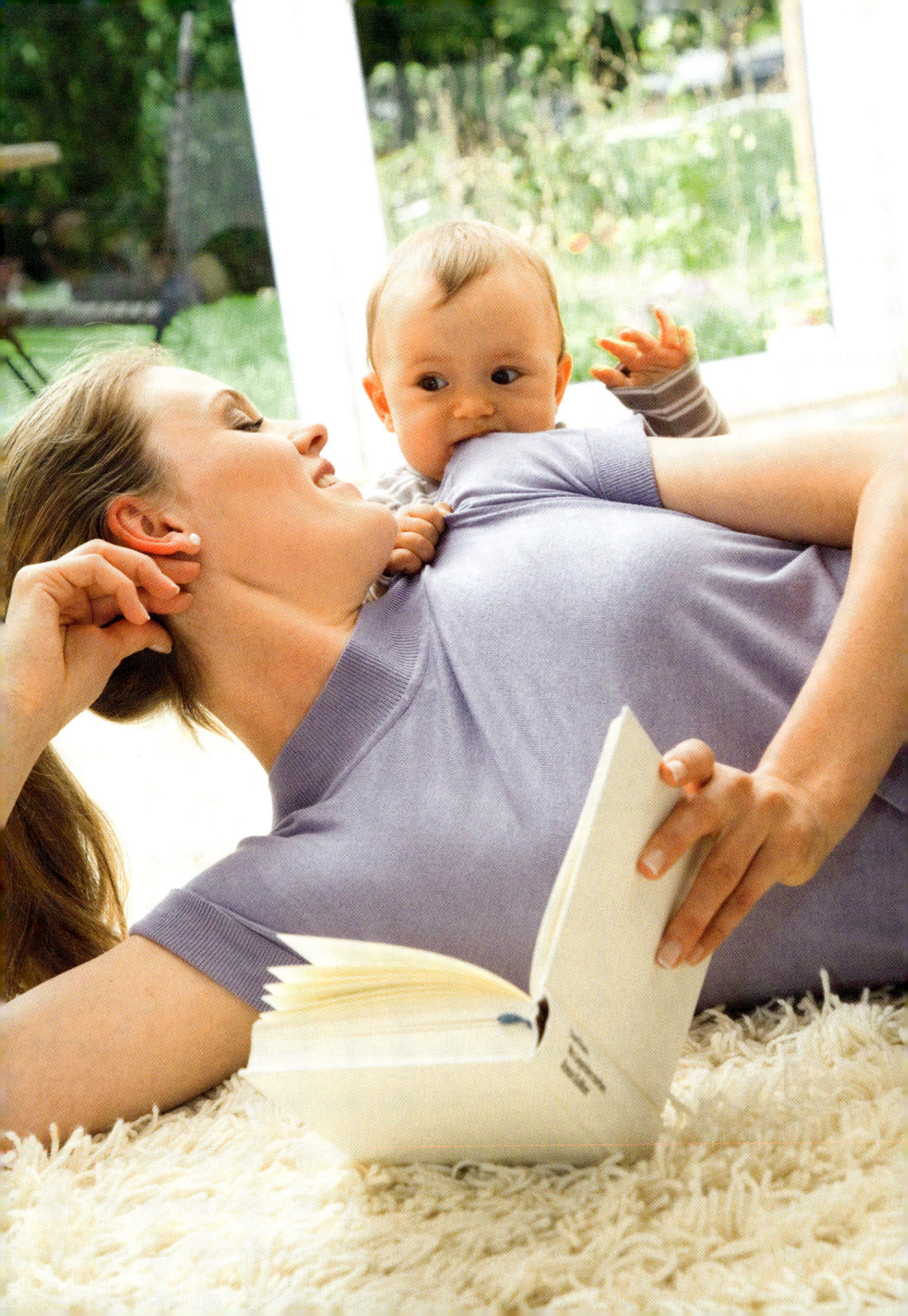

Das erste Jahr

Wenn Sie einen ganzen Jahreszyklus mit dem Baby durchlaufen haben, sind Sie wahrscheinlich sehr viel sicherer in der Rolle als Mutter dieses Kindes geworden.

Frühling, Sommer, Herbst und Winter

Sie werden in diesem Jahr erleben: So ist es also im Sommer, im Winter, im Frühling, im Herbst mit einem Kind zu leben, das erste Mal Weihnachten und Geburtstage zusammen zu feiern, vielleicht auch Urlaub miteinander zu verbringen. So wechselhaft, so schön, so aufregend, manchmal auch ermüdend oder ärgerlich ist es mit diesem neuen Familienmitglied.

Früher kannte man das Verlobungsjahr, um zu »prüfen, wer sich ewig bindet«, der erste Jahrestag einer Eheschließung wird in manchen Regionen besonders gefeiert. Auch für den Abschied von einem geliebten Menschen wird das Trauerjahr als notwendige Zeitspanne angenommen, um sich an die Veränderung zu gewöhnen. Wir brauchen weite Zeiträume, viel größere, als wir uns heute meistens zugestehen, um einen neuen Daseinszustand wirklich zu einem Teil unserer Person werden zu lassen.

Im Lauf dieses ersten Jahres zeigt sich allmählich eine Art Grundmuster der neuen Persönlichkeit der Frau als Mutter und des Mannes als Vater. Diese Grundstruktur wird im Lauf der nächsten Jahre in wechselseitiger Beeinflussung durch das Kind noch viele Variationen erfahren.

In der Familie entstehen für sie typische Rhythmen und Lebensgewohnheiten, jede bildet den ihr eigenen Charakter. Am Ende dieses ersten Jahreszyklus kann sich das Kind allein fortbewegen (vielleicht noch auf allen vieren, vielleicht schon auf seinen Beinen), es zeigt Ansätze dazu, sich mit seiner Umwelt auch sprachlich zu verständigen, es beginnt, allein zu essen: Die Selbstständigkeit wächst.

Übergänge sind Zwischenzeiten und Zwischenräume mit Krisencharakter. (Karlheinz Geißler)

Nehmen Sie sich die Zeit, die für Sie persönlich notwendig ist, um sich an Ihr Dasein als Mutter zu gewöhnen. Und wenn es Ihnen einmal schwerfällt: Halten Sie immer für möglich, dass eine eher anstrengende Zeit, wie im Wechsel der Jahreszeiten, von einer angenehmeren abgelöst wird.

Meine Zeit, deine Zeit, keine Zeit

Kinder scheinen jahrelang gleichsam zeitlos zu sein. Einzig ihre Bedürfnisse nach Schlaf und Nahrung, nach Spiel und Bewegung, nach Ruhe und Unterhaltung bestimmen ihren Lebensrhythmus. Für sie ist Zeit eine unendliche Größe. Die Erwachsenenzeit dagegen ist knapp bemessen, mithilfe des Terminkalenders geregelt und unterteilt in viele kleine Einheiten. Im Zusammenleben mit einem Kind bekommt »Zeit« für Erwachsene eine völlig neue Dimension. Ein Tag mit einem Baby hat wenig von der uns bis dahin vertrauten Struktur. Schlafen, Stillen, Wickeln, diese Abfolge wiederholt sich wieder und wieder, am Anfang fast ohne Unterschied zwischen Tag und Nacht. Das mag für eine Weile vielleicht eine interessante Erfahrung sein: zeitlos zu leben. Aber auf die Dauer rücken doch wieder die Anforderungen der Außenwelt ins Bewusstsein der Familie.

Und da ist auch noch das Bedürfnis nach eigener Zeit, nach Zeit für mich selbst. Die wird in diesem Jahr vor allem fehlen. Denn das Baby hat alle Zeit der Welt. Es nimmt sich das Recht, nach seinen Erwachsenen zu rufen, wann immer es will. Für die Großen bedeutet das: ständig bereit und auf dem Sprung zu sein, (fast) jede Tätigkeit jederzeit zu unterbrechen.

Eigenzeiten sind solche Momente, die durch individuelle Rhythmen und Bedürfnisse bestimmt sind. So gesehen ist es nicht gerade Eigenzeit, über die eine Mutter oder ein Vater verfügt. Und doch kann es einen ganz besonderen Reiz haben, im langsamen Tempo eines Kindes zu leben:

Entdecken Sie die Langsamkeit! Schlendern ist eine Fortbewegungsart, die sich wunderbar mit dem Schieben eines Kinderwagens vereinbaren lässt.

Leben im Rhythmus

Alle Lebensprozesse haben ihren Rhythmus, angefangen von den Lebensfunktionen der kleinsten Zelle bis zum Wechsel von Tag und Nacht, zum Zyklus der Frauen und zu den Jahreszeiten. Jedem Tag eine gewisse innere Ordnung zu geben, Zeiten für die Mahlzeiten zu haben, zum Ausruhen, für Hausarbeit, für Spaziergänge und für Treffen mit Freundinnen erleichtert vielen Frauen das strukturlose Leben mit dem Baby. Bald kommen dann auch Unternehmungen hinzu, die an feste Zeiten gebunden sind: Verabredungen mit anderen Müttern, der Rückbildungskurs, vielleicht ein Babymassagekurs oder auch schon Arbeitstermine außer Haus.

Ein Baby liebt, was es kennt. Rituale geben Babys das Gefühl von Sicherheit.

Auch Babys lieben es, wenn ihr Tagesablauf eine gewisse **Regelmäßigkeit** hat, wenn sie etwas wiedererkennen. Sie sind sehr empfänglich für Rituale: immer dasselbe Lied beim Einschlafen, beim Wickeln dieselben Spiele, ihr Mobile, ihre Spieluhr.

Auch die Prozesse von Nahrungsaufnahme, Verdauung und Ausscheidung funktionieren besonders gut, wenn sie rhythmisch sind. Mit einer gewissen Regelmäßigkeit zu essen unterstützt das Wohlbefinden aller Menschen, ob alt oder jung, groß oder klein.

Babys zeigen – manche früher, manche später – Ansätze von Gewohnheiten, von Rhythmen. Eltern versuchen meistens schon in der ersten Lebenswoche, im Wechsel von Schlafen und Wachen, von Trinken und Sattsein Regelmäßigkeiten zu erkennen. Diesen Rhythmus, der zunächst vom Baby ausgeht, sollten Sie möglichst aufgreifen und ihn sanft an die eigenen Bedürfnisse angleichen, ihn, soweit es geht, einhalten. Orientieren Sie sich an den Gewohnheiten Ihres Kindes, z. B. also nicht gerade um 14 Uhr einen Ausflug beginnen, wenn das Kind um 14.30 meistens Hunger bekommt. So können Sie zu einem Interessenausgleich zwischen kindlicher und elterlicher Zeitgestaltung kommen, und es entstehen Freiräume, in denen das Kind weder hungrig ist, noch gewickelt werden muss. Mit der Zeit bilden sich familiäre Gewohnheiten, eine Struktur im Tagesablauf, die für alle die Lebensgestaltung einfacher machen.

Es muss feste Bräuche geben, sagte der kleine Prinz. Es ist das, was einen Tag vom anderen unterscheidet, eine Stunde von der anderen. (Antoine de Saint-Exupéry)

Gute Zeiten – schlechte Zeiten

Es fällt manchmal schwer, Lust und Unlust des Babys Tag für Tag und Nacht für Nacht auszuhalten – auch wenn Sie bald wissen, dass nach schlechten Tagen oft ein ans Zauberhafte grenzender Stimmungsumschwung eintreten kann.

Auch eine Mutter darf mal schlecht gelaunt sein, manche Tage sind sogar rabenschwarz. Wie gut, dass Sie darauf vertrauen können: Meine Stimmung wird sich wieder heben, vielleicht schon durch ein Lächeln des Babys oder ein nettes Wort der Nachbarin. Schenken Sie sich selbst eine Rose und behandeln Sie sich selbst fürsorglich. Gibt es allerdings über Tage und Wochen kein Licht an Ihrem inneren Horizont, wird es sogar eher schlimmer als besser, dann suchen Sie sich Hilfe und Unterstützung: bei Ihrem Partner, bei Freundinnen oder auch bei professioneller Beratung.

Auch ein Baby hat Launen, die anscheinend unabhängig von äußeren Einflüssen auftreten.

Sinnvoll – mit allen Sinnen

Ein Baby verständigt sich ohne Worte, durch Bewegungen des ganzen Körpers, der Hände und Beine, durch Grimassen und vielfältige Laute. Diese »Sprache«, die Sprache des Körpers, müssen Erwachsene erst wieder neu lernen. Es bedarf großer Aufmerksamkeit, eines ständigen Sicheinfühlens, um diese Sprache zu verstehen und »richtig« zu antworten.

Wenn eine Unterhaltung mit einem Baby gelingen soll, sind alle Sinne gefordert: Hören, Sehen, Fühlen, vielleicht sogar Riechen und Schmecken. Gibt es Sinnvolleres? Befriedigenderes? Und Anstrengenderes? Das Gegenüber, so klein es ist, ist ein unnachsichtiger Lehrmeister: Werden seine Wünsche nicht erraten, schreit es laut und unmissverständlich.

Für ein kleines Baby ist die Mutter eine Art Übersetzerin zwischen der vorsprachlichen und gefühlsorientierten Welt des Kindes und der ordnenden, analysierenden, bewertenden Welt der Sprache. Sie pendelt gleichsam zwischen zwei sehr gegensätzlichen Daseinsformen. Das erweitert einerseits die eigenen Möglichkeiten, kann aber auch sehr anstrengend werden.

Eure Kinder sind nicht eure Kinder. Sie sind die Söhne und Töchter von des Lebens Verlangen nach sich selber. (Khalil Gibran)

Babyflirt

Kaum jemand war jemals so verliebt in Sie, wie es Ihr Baby im ersten Jahr ist. Sie bedeuten die Quelle fast aller Glückseligkeit, von Ihnen bekommt es Nahrung und Wärme, Ihr Körper ist ihm ganz vertraut in seinen Bewegungen und Rhythmen, seinen Geräuschen und Gerüchen. Wenn Sie mit ihm reden, hängt es an Ihren Lippen, sein Blick öffnet sich ganz dem Ihren, es freut sich sichtlich, wenn es Sie sieht – und das wirkt: Die täglichen kleinen Freuden mit dem Baby, der Stolz darauf, seine Mutter zu sein, das Vergnügen darüber, so unvoreingenommen und absolut geliebt zu werden, können ständig neue Energie liefern. Kleine Kinder sind Meister darin, Erwachsene für sich einzunehmen. Sie flirten nach allen Regeln der Kunst, und die Eltern sind die ersten Partner dabei.

Genießen Sie diese Momente, sie helfen Ihnen über Zeiten hinweg, in denen Sie sich müde und frustriert fühlen.

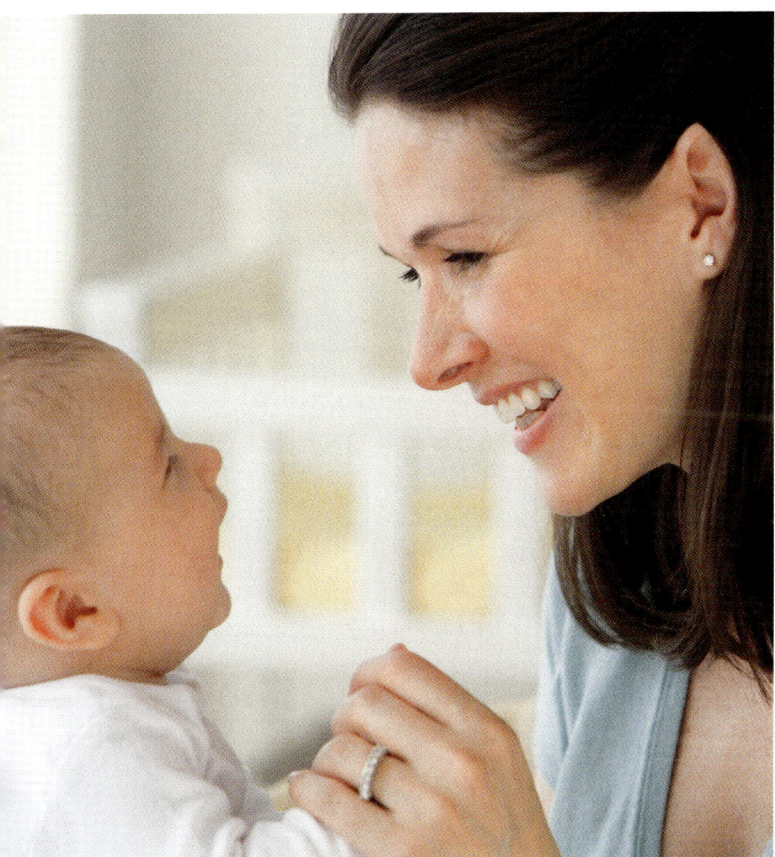

Ganz schön stark – völlig erschöpft

Nach dem Ende des ersten Vierteljahres spüren viele Frauen, dass ihre Kraft zurückkehrt. Der Umgang mit dem Kind ist nun schon vertraut, die alltäglichen Verrichtungen gehen leichter von der Hand. Allmählich fühlen Sie sich wieder in Ihrem Körper zu Hause. Physiologisch wird der Körper fester, der Beckenboden gibt ihm wieder besseren Halt, auch wenn eine gewisse Weichheit bis zum Ende der Stillzeit bleibt.

Für viele Frauen kommt irgendwann im Lauf des ersten Jahres der Moment, wo sie sich Bewegung über die Wochenbettgymnastik hinaus wünschen, um wieder stärker zu werden. Dieses Bedürfnis kann zu ganz unterschiedlichen Zeiten auftreten. Einige können es schon nach sechs Wochen kaum abwarten, andere brauchen ein Jahr, bis sie Freude daran finden, entweder für sich allein zu Hause oder mit anderen gemeinsam in einem Rückbildungskurs ihren Körper neu auszuprobieren und Linderung alltäglicher Beschwerden zu finden.

Bei der Frage nach Wünschen und zu Beginn einer Stunde im Rückbildungskurs treten dann die typischen Nöte von Müttern mit kleinen Kindern zutage: Rücken, Nacken und Schultern schmerzen, viele fühlen sich wie ausgelaugt, der ständige Schlafmangel zerrt an den Nerven und zehrt an den Kräften, einigen Frauen fallen Haare aus, manche fühlen sich zu dick, andere werden zu dünn. Dem gegenüber steht oft die kategorische Forderung an sich selbst, jetzt endlich wieder leistungsfähig, frisch und schwungvoll zu sein, das Leben im Griff zu haben. Vor allem die alte Figur soll wieder sichtbar werden!

Aus der Spannung zwischen dem tatsächlichen Zustand des Körpers und der Idealvorstellung der jungen, dynamischen Mutter entspringt für viele Frauen ein Gefühl von Unzulänglichkeit, von Unzufriedenheit mit sich selbst.

Das Leben mit einem kleinen Kind ist wirklich Schwerstarbeit! Besonders im ersten Jahr wird der Mutter ein hohes Maß an körperlicher Anstrengung abverlangt. Man sagt auch, dass Menschenkinder zu einem Zeitpunkt geboren werden, der eine Art Kompromiss darstellt zwischen ihrer Fähigkeit, außerhalb des mütterlichen Körpers zu leben, und der Möglichkeit der Mutter, es weiterhin auszutragen. So gesehen ist das erste Jahr eine Art Fortsetzung der Schwangerschaft, nicht im Körper der Mutter, aber dicht daran. Und das ist anstrengend!

Lassen Sie sich Zeit: Wenn Ihr Kind Ihnen mehr Raum lässt, wenn Sie es nicht mehr immer tragen müssen, wenn Sie es nicht mehr stillen, wenn Sie nachts wieder schlafen können, dann verschwinden auch viele Ihrer jetzigen Beschwerden. Es kann sein, dass Sie einige Jahre nach der Geburt sehr viel besser in Form sind als jetzt, obwohl Sie dann älter sind als heute.

»Zu Beginn des Rückbildungskurses wollte ich hauptsächlich meinen Bauch loswerden. Jetzt hat sich vieles verändert: Ich mag meinen immer noch weichen Bauch richtig gern, und mein Mann und mein Baby mögen es auch, dass ich mich so kuschelig anfühle. Ich bewege mich gern, danach fühle ich mich gut, das bringt mir Schwung.«

»Ob ich jemals wieder in die alten Hosen passe, ist mir nicht mehr so wichtig. Ich bin gewachsen.«

Ruhiges Leben – harte Arbeit

Nein, gemessen an dem, was in unserer Gesellschaft als Leistung anerkannt wird, ist es nicht viel, was die Mutter eines kleinen Kindes schafft! Sie erfüllt auch nicht das Ideal an mütterlicher

Liebe, Zuwendung, Versorgung (in der Regel nicht nur des Kindes, sondern der ganzen Familie), das in den Vorstellungen vieler Menschen (einschließlich der Mütter selbst) herrscht – denn es ist unerfüllbar. Eine Wohnung kann immer noch etwas sauberer sein, das Essen noch raffinierter und das Kind noch fröhlicher, sie selbst noch hübscher oder/und geistreicher. So befindet sie sich in einem dauernden Spagat zwischen höchst unterschiedlichen Ansprüchen (etwas leisten, etwas darstellen, gute Mutter, gute Hausfrau etc.).

Frauen reagieren sehr unterschiedlich auf diesen inneren Konflikt: Einige nehmen ihn kaum als solchen wahr, sie scheinen alles »mit links« zu schaffen, andere gehen mit Gleichmut oder Humor darüber hinweg, was natürlich leichter fällt, wenn der Partner sie unterstützt, wieder andere verzweifeln schier daran.

Mit einem Baby zu leben ist anstrengend, bei aller Freude, die es macht. Wie viele Stunden am Tag trägt eine Mutter ihr immer schwerer werdendes Kind? Nicht zu vergessen die Einkäufe und der Kinderwagen, der Treppen hinauf- und hinunterbefördert werden muss! Wie viele Kilometer legt sie tagtäglich in der Wohnung und draußen zurück? Wie viele Entscheidungen trifft sie jeden Tag, die das Wohlbefinden ihres Kindes betreffen? Wie häufig wird aus der Fürsorge für das Kind eine Sorge um das Kind?

»Alle denken, ich habe jetzt ein gemütliches Leben, aber ich fühle mich so erschöpft. Dabei tue ich eigentlich wirklich nicht viel.«

Grund genug, abends müde zu sein, aber auch Grund genug, sich auf die Schulter zu klopfen: Das hast du gut gemacht!

Innenwelt – Außenwelt

Im Lauf des ersten Jahres stellt sich dann auch unweigerlich die Frage nach einer Wiederaufnahme der Berufstätigkeit. Der eigene Broterwerb ist für viele Mütter heute eine Selbstverständlichkeit, andere entscheiden sich dagegen oder finden keine Arbeitsstelle. Manche haben Einfluss auf die Wahl des Zeitpunktes, andere sind festgelegt. Wie auch immer die Entscheidung ausfällt – für angestellte Tätigkeit außerhalb des Hauses oder für das Homeoffice, stundenweise oder freiberufliche Arbeit, Aushilfstätigkeiten, Rückkehr an den alten Arbeitsplatz oder ehrenamtliches Engagement –, sie will getroffen werden. Es bedarf mancher familienorganisatorischer und pädagogischer Überlegung, bis eine für alle befriedigende Lösung gefunden ist. Sich zeitweise vom Baby zu trennen, es anderen Menschen anzuvertrauen, aus der Babywelt in die Arbeitswelt einzutauchen und wieder zurückzukehren, im Haushalt eine tragfähige Arbeitsteilung einzuführen und bei alldem sich selbst nicht zu verlieren sind Herausforderungen, die bewältigt werden wollen.

Manche Frauen freuen sich nach einigen Stunden »draußen« sehr auf ihr Baby und bewältigen so auch die häuslichen Aufgaben leichter. Andere trennen sich nur sehr ungern von ihrem Kind und leiden darunter. Auch Babys reagieren unterschiedlich: Einige scheinen die andere Umgebung, z. B. bei der Tagesmutter, voller Neugier zu genießen, während häuslichere Naturen lieber bei ihrer Mutter bleiben.

Suchen Sie nach der Lösung, die Ihnen und Ihrem Kind wirklich entspricht, finden Sie den Zeitpunkt, der zu Ihnen passt, und lassen Sie sich möglichst wenig von anderen dabei unter Druck setzen. Ihre »innere Stimme« ist eine verlässliche Ratgeberin, sowohl was den Zeitpunkt als auch was die Frage nach der Art der Betreuung für Ihr Kind angeht. Und wenn Sie sich dann entschieden haben: Leben Sie Ihre Lösung selbstbewusst und mit einem guten Gewissen, Sie haben den für Ihre Lebenssituation besten Weg gefunden!

»Was will ich werden: Vollzeitmutter, Teilzeitmutter, fröhliche Rabenmutter oder glückliche Glucke?«

Gesundheit und Wohlbefinden für jeden Tag, nicht nur für Mütter

Gehören Sie auch zu den Frauen, die sich seit der Schwangerschaft intensiver mit dem Thema Gesundheit beschäftigen?

Haben Sie schon herausgefunden, an welchen der unzähligen Vorschläge (oder Vorschriften), die Ihnen im Lauf der Zeit begegnet sind, Sie persönlich Freude haben?

Ohne Freude verkommt alles Bemühen um eine gesunde Lebensform zu ängstlicher Krankheitsvermeidung. Also machen Sie sich auf die Suche danach, was Ihnen Spaß bringt, nach gesunden Vergnügungen, die in Ihrem Leben als Mutter Platz finden! Es sind offensichtlich die kleinen Freuden des Alltags, die Menschen glücklich und gesund sein lassen.

Eine Anmerkung für die Leserin, die sich möglicherweise gerade in einem Stimmungstief befindet: Vielleicht sind Sie unsäglich müde, die Tage ziehen sich wie Kaugummi oder türmen sich wie Berge vor Ihnen, Sie wissen vielleicht nicht, wie Sie Ihre Probleme (welcher Art Ihre Schwierigkeiten auch sind) bewältigen sollen. Manchmal ist es nur ein winziger Funke, der es Menschen ermöglicht, ein Licht am Ende des Tunnels zu sehen. Angenehme Körperempfindungen können so ein Funke sein. Im Folgenden finden Sie einige Ideen, wie Sie aus Alltagshandlungen (Essen, Trinken, Gehen und Lachen) Energiequellen machen können.

Entwickeln Sie Pfadfindertugenden und tun Sie täglich (mindestens) eine gute Tat: für sich selbst!

Guten Appetit

Es gibt eine Menge Vorschriften, was Mütter, besonders stillende, angeblich auf gar keinen Fall essen dürfen bzw. unbedingt essen sollen. Vielen Frauen vergeht bald der Appetit: »Ich darf ja gar nichts essen, und was ich essen soll, schmeckt mir nicht!« Es gibt eine Fülle von leckeren Gerichten, die Müttern schmecken und sie stärken und die dem Baby gut bekommen. Sie sind ohne großen Aufwand aus gesunden Zutaten zuzubereiten und regen Fantasie und Appetit an.

Hat Ihnen die Mahlzeit Freude gemacht, fühlen Sie sich hinterher rundum zufrieden, in gewisser Weise befriedigt, gut gesättigt an Leib und Seele? Dann war es eine gute Mahlzeit! Mit großer Wahrscheinlichkeit wird es auch Ihrem Baby bekommen, wenn Sie Dinge essen, die bei Ihnen weder Völlegefühle noch Verstopfung oder Blähungen verursachen. Und falls Ihr Kind doch einmal Bauchweh hat, versuchen Sie herauszufinden, ob es durch ein bestimmtes Nahrungsmittel verursacht wurde, auf das Sie dann für eine Weile verzichten. Kritische Nahrungsmittel können (aber müssen nicht) sein: alle Kohlsorten, Zwiebeln, Lauch und Hülsenfrüchte.

Essen Sie, was Ihnen wirklich gut schmeckt, worauf Sie Lust haben und was Ihnen guttut.

Knoblauch, Melone und Spargel verändern den Geschmack der Milch, Feinschmecker unter den Babys wenden sich möglicherweise unter Protest von der Brust ab.

Das Wasser des Lebens

In vielen Märchen bringt Wasser der erkrankten Prinzessin oder dem König Heilung. Sie brauchen Ihren Helden nicht erst durch wilde Abenteuer zu schicken, heute reicht es aus, wenn er in den Getränkemarkt fährt, um Sie mit Mineralwasser zu versorgen, und so für Ihre Gesundheit sorgt.

Wasser ist ein wunderbares Getränk, ob pur, mit Kohlensäure oder ohne, mit Saft gemischt oder als Kräuter- oder Früchtetee. Trinken Sie genau so viel, wie Sie möchten. Der Flüssigkeitsbedarf kann sehr unterschiedlich sein. Trinken Sie immer dann etwas, wenn Sie das Bedürfnis danach haben; so werden Sie Ihre richtige Menge herausfinden. Manchmal dauert es ein wenig, bis Sie gelernt haben, ein unklares Gefühl von Unbehagen als Durst

Wasser ist unentbehrlich für viele Stoffwechselprozesse im Körper, außerdem transportiert es Energie.

zu erkennen. Versuchen Sie doch, immer dann einen Schluck zu trinken, wenn Sie schlapp werden oder sich unwohl fühlen ... Meistens brauchen Frauen (und auch Männer) sehr viel mehr Flüssigkeit, als sie bisher dachten.

Fragwürdige flüssige Genüsse sind allerdings Alkohol, Kaffee und schwarzer Tee. Während der Stillzeit sollten Sie den Verbrauch reduzieren, um das Baby vor den schädlichen Auswirkungen zu bewahren. Alkohol umnebelt das sich entwickelnde Gehirn, Kaffee und Tee – ähnliches gilt auch für Schokolade – können das Kleine unerwünscht munter machen.

Gehen Sie, dann geht's Ihnen gut

Der tägliche Spaziergang, von vielen Seiten nicht nur jungen Müttern empfohlen, kann tatsächlich eine Quelle großen Wohlbefindens werden.

Bewegungsrezeptoren in den Fußgelenken signalisieren dem Gehirn: Hier ist etwas los, hier bewegt sich was. Als Reaktion darauf hebt sich der körpereigene Spannungszustand, der Stoffwechsel kommt in Schwung, auch die Stimmung steigt.

Beim Gehen finden Sie guten Kontakt zur Erde im Wechsel von Anheben und Aufsetzen der Füße, eine gute Gelegenheit, sich daran zu erinnern, dass Sie Boden unter den Füßen haben.

Licht und Luft im Gesicht spüren, sich vom Wind streicheln lassen, Sonnenstrahlen tief in die Haut und in die Seele aufnehmen, den stetigen Fluss der eigenen Bewegungen wahrnehmen, das verwandelt sogar einen Gang durch eine reizlose Umgebung in eine sinn-volle Freude. Umso schöner ist es natürlich, wenn Ihre täglichen Wege Ihnen auch noch den Anblick von Pflanzen und Bäumen und den Gesang von Vögeln bieten.

Gehen, das ist Fortbewegung, aber auch Anhalten, das ist Ruhe, aber auch Aktivität. (Karlheinz Geißler)

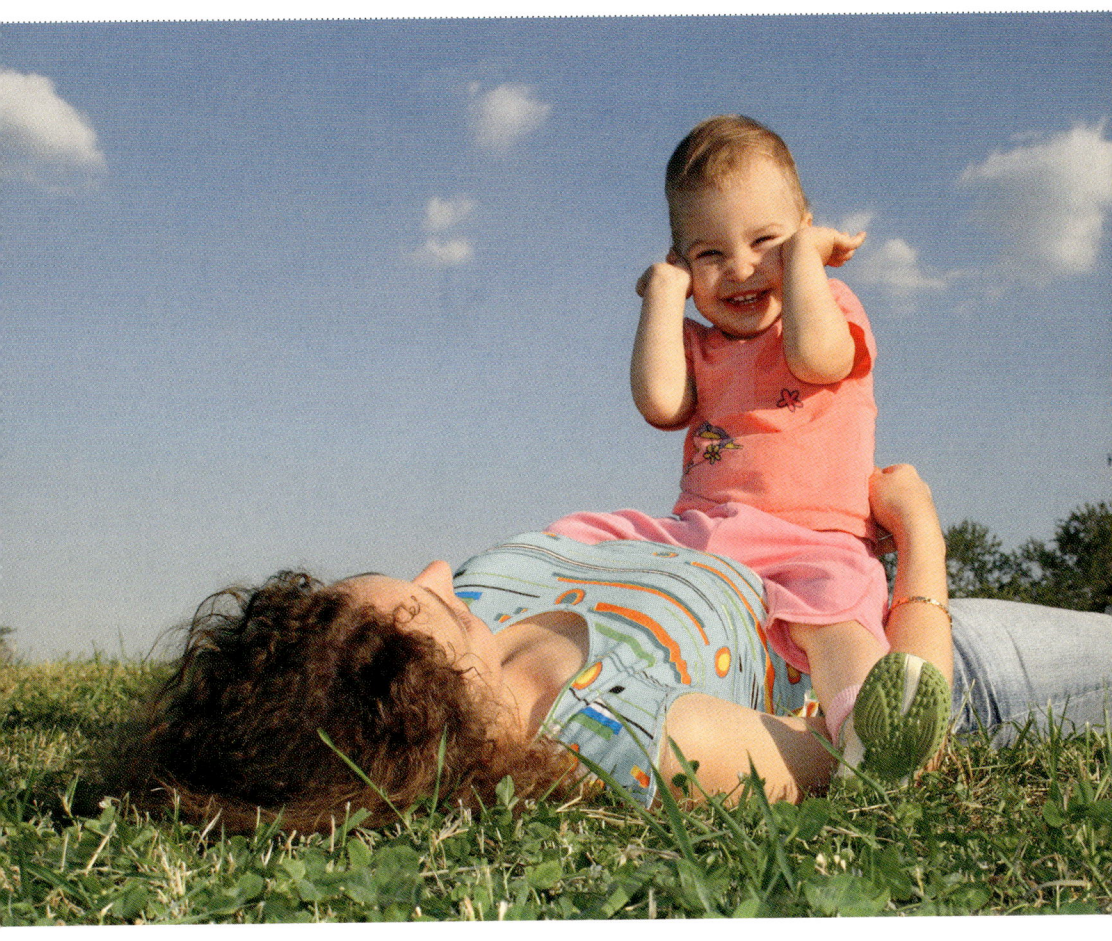

Mit der Anmut einer Katze

Im Laufe des Lebens, nicht zuletzt dadurch, dass wir in einer sitzenden Gesellschaft leben, stellen sich viele Gewohnheiten ein, die zu Schädigungen des Bewegungsapparates, besonders der Gelenke, der Wirbelsäule und des Beckenbodens führen. Das bereitet Schmerzen und sieht außerdem wenig attraktiv aus. Jetzt, nach der Geburt Ihres Kindes, in dieser Zeit, in der Sie zu so vielen neuen Erfahrungen bereit sind, ist vielleicht genau der richtige Moment, um erneut die aufrechte Haltung zu lernen, einen guten Stand zu finden und über die Schwerkraft zu siegen.

Stolz wie eine Königin

> Legen Sie doch mal das Buch zur Seite und rekeln Sie sich. Stellen Sie sich hin, recken und strecken Sie sich gründlich.
> Stehen Sie mit beiden Beinen fest auf dem Boden.
> Ihre Knie sind weich. (Das vermeidet ein Hohlkreuz und entlastet Gelenke und Muskulatur!)
> Ziehen Sie den Beckenboden nach vorn zum Schambein und das Schambein ein wenig in Richtung auf den Nabel. So gibt Ihr Becken eine gute Basis für Ihren Oberkörper ab.
> Richten Sie Ihren Oberkörper auf. Vielleicht merken Sie, wie gleichzeitig Ihr Atem tiefer geht.
> Lassen Sie die Schultern nach unten fallen, dabei wird der Nacken ganz lang, das Kinn nähert sich der Brust: So bekommen Sie einen wahren Schwanenhals; nehmen Sie die Schultern nach hinten: Der Brustkorb weitet sich, Sie können freier atmen.
> Stellen Sie sich vor, Sie sind von Ihrem Scheitelpunkt, dem höchsten Punkt des Körpers, durch einen unsichtbaren Faden mit einem Stern hoch oben im Himmel verbunden.
> Jetzt sind Sie gleichsam zwischen Himmel und Erde aufgerichtet!

Gönnen Sie sich ein Lächeln! Ungewohnt? Vielleicht! So stolz, geradezu majestätisch haben Sie möglicherweise bisher nicht im Leben gestanden. Experimentieren Sie damit, wann immer Sie Gelegenheit haben, zu stehen: an der roten Ampel oder wenn Sie an der Kasse im Supermarkt warten ...

Wenn Sie sich für einige Tage immer und immer an diese Haltung erinnern, werden Sie sich bald daran gewöhnt haben. Mit einem so aufgerichteten Gang ist Ihr Blick automatisch offener: Lassen Sie sich überraschen, was und wen Sie alles zu sehen bekommen und wie andere Menschen auf Sie reagieren!

Lachen ist eine starke Medizin

Haben Sie heute schon gelacht? So richtig laut? Noch nicht? Dann tun Sie es doch einfach!

»Jetzt bekommt Mama wieder einen Lachanfall«, sagten meine Töchter, wenn ich aus geringem Anlass in minutenlanges Gelächter ausbrach. So kann ich wunderbar die Anspannungen eines langen Tages lösen und nach kurzer Zeit fühle ich mich erfrischt. Außerdem ist Lachen ansteckend.

Das Glück kommt zu denen, die lachen können. (Japanische Weisheit)

Lachen ist gesund, es fördert die Atmung, regt den Kreislauf an, Muskeln, innere Organe und das Gehirn werden besser durchblutet. Dadurch macht Lachen schön.

Lachen ist heilsam: »Ich machte die freudige Entdeckung, dass zehn Minuten echten, zwerchfellerschütternden Lachens anästhetische Wirkung hatten und mir wenigstens zwei Stunden schmerzfreien Schlaf ermöglichten«, beschreibt N. Cousins (1996) seinen Selbstheilungsprozess, der sich auf Liebe, Hoffnung, Glauben, den unbedingten Willen, zu leben, und auf das Lachen gründet.

Vielleicht sind Sie noch keine Meisterin darin, überall etwas zu entdecken, was Sie zum Lachen bringt; versuchen Sie es doch mal. Sehen Sie z. B. Ihr Baby an: Sind nicht seine Grimassen, seine Laute mindestens ein Lächeln wert? Und die Menschen oder auch die Tiere beim nächsten Spaziergang – wenn Sie etwas Amüsantes entdecken: Lächeln oder lachen Sie darüber!

Die Welt ist voll von komischen Geschichten. Schon die Suche nach Anlässen zum Lachen macht Spaß. Können Sie sich erinnern, wie Sie früher mit Ihren Freundinnen gekichert, gegickelt, geprustet haben vor Lachen? Dieses Gelächter, das kein Ende nehmen wollte, das immer wieder aufflackerte, bis am Ende sich keine mehr so genau erinnern konnte, was der eigentliche Anlass war?

> Lächeln Sie sich doch mal selbst zu, jetzt, in diesem Moment, ganz warm und freundlich.
> Spüren Sie, wie sich das Lächeln über Ihrem Gesicht ausbreitet, wie es den Hals hinuntergleitet und sich in der Brust und im Bauch breitmacht.
> Können Sie auch mit dem Beckenboden lächeln?
> Und jetzt lassen Sie ein kleines Kichern wachsen und zum Lachen werden, bis der ganze Körper bebt. Lachen Sie einfach!

Freundinnen

So ein richtiger Frauentratsch, über Gott und die Welt, über das Leben und die Liebe, über Männer, Kinder, über Kleidung, Frisuren und Schmuck, über den Arbeitsplatz, die kleine und die große Politik, Pläne und Träume – kurz und gut: über alles, was das Leben ausmacht – ist von Zeit zu Zeit eine Erfrischung.

Außer vom Gespräch der Frauen wird die Welt von den Träumen in ihrer Umlaufbahn gehalten. (J. Saramago)

Der Kaffeeklatsch sollte zum Kulturgut erhoben werden! Haben Sie noch alte Klatschrunden oder eine gute Freundin aus der Zeit vor Ihrer Mutterschaft? Hegen und pflegen Sie sie! Sind Ihre alten Kontakte brüchig geworden, sind Ihnen die Themen ausgegangen oder sind Sie umgezogen? Schaffen Sie sich neue Runden! Viele Mütter wünschen sich Kontakte. Manchmal erwachsen daraus lang dauernde Freundschaften, vielleicht trägt die Bekanntschaft aber auch nur für einige Zeit, das wird die Zukunft zeigen. Wichtig ist nur, dass Sie sich auf den Weg aus der Isolation machen. Eine gute Gelegenheit, Kontakte zu schließen, finden Sie in Geburtsvorbereitungskursen, Mütterzentren, Familienbildungsstätten, Elternschulen, oder sprechen Sie einfach die Frau aus der Nachbarschaft an, die Sie immer beim Spazierengehen treffen.

Leben im Rhythmus und mit dem Kind

Zwölf Monate – eine notwendige Zeitspanne, um sich an die vielen Veränderungen zu gewöhnen:

> Entdecken Sie für sich und Ihr Baby die Langsamkeit. Schlendern ist eine Fortbewegungsart, die sich wunderbar mit dem Schieben eines Kinderwagens vereinbaren lässt!

> Babys lieben es, wenn ihr Tagesablauf eine gewisse Regelmäßigkeit hat, wenn sie etwas wiedererkennen: immer dasselbe Lied beim Einschlafen, dieselben Spiele beim Wickeln, die Melodie aus der Spieluhr ...

> Bei einer gelungenen Unterhaltung mit dem Baby sind alle Sinne gefordert – gibt es Sinn-volleres? Befriedigenderes? Und Anstrengenderes?

> Vollzeitmutter, Teilzeitmutter, fröhliche Rabenmutter oder glückliche Glucke – was zu Ihrem Leben passt, wird sich jetzt entscheiden. Auch die Babys reagieren da ganz unterschiedlich; die einen freuen sich auf die Stunden mit der Tagesmutter, andere wollen lieber bei ihrer Mutter bleiben.

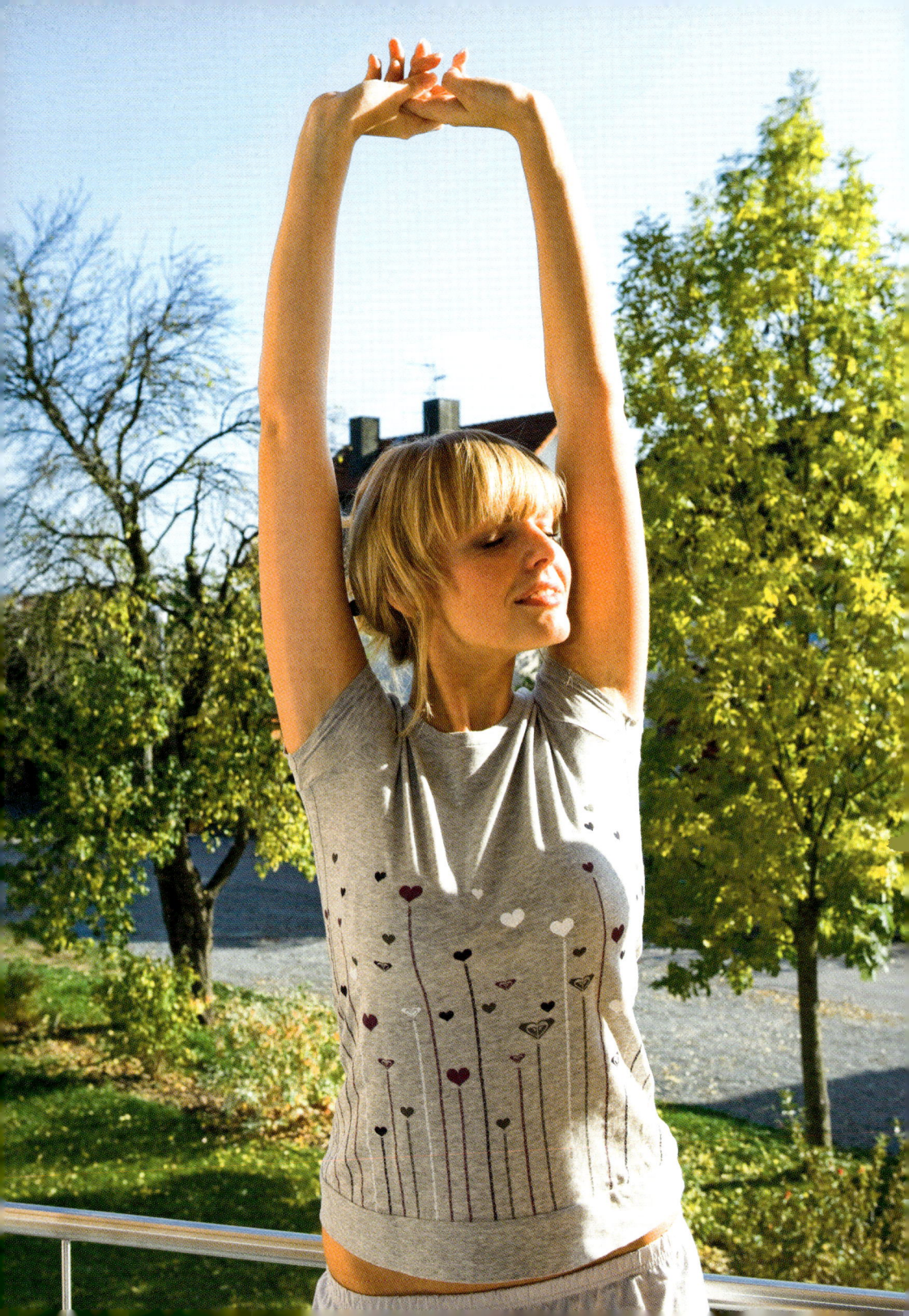

Beckenboden: der verborgene Schatz

Im Boden des Beckens sitzt die Kraft, hier ist die Basis des Körpers, hier sind Freude und Lust zu Hause: Lernen Sie diese kraftvolle Basis kennen.

Häufig macht erst der Geburtsvorbereitungskurs Frauen (und auch Männer) mit diesem verborgenen Teil ihres Körpers bekannt. Der Beckenboden funktioniert meistens unbemerkt und verrichtet zuverlässig seine Arbeit: Er hält die inneren Organe an ihrem Platz, er verschließt Blase und Darm, bei Bedarf ermöglicht er ihre Entleerung – und er ist der Ort höchsten sexuellen Genusses.

Die Stärke, die im Becken wohnt

Erst in der Schwangerschaft – mit Blick auf die große Rolle, die er bei der Geburt als »Tor ins Leben« spielt – wird ihm besondere Aufmerksamkeit zuteil. Frauen und auch Männer erfahren viel Neues über ihre Anatomie und lernen (oder beginnen zumindest zu ahnen), dass der Beckenboden ein wichtiger und aktiver Teil ihres Körpers ist. Vielleicht wird in der Geburtsvorbereitung auch deutlich, dass es um viel mehr geht, als »nur« darum, bei der Geburt einen Dammschnitt zu vermeiden und hinterher die Ausscheidungen wieder kontrollieren zu können.

Was ist denn nun der Beckenboden? Der Name vermittelt eine Vorstellung von Erdenschwere und Starrheit. Dabei ist er im Gegenteil eine höchst elastische Muskelpartie, die bei jeder Bewegung und jedem Atemzug mitschwingt. Er reagiert auf Spannungsveränderungen im Körper: Er »hängt durch«, wenn sich die Frau unwohl fühlt, er wird »starr«, wenn sie die «Zähne zusammenbeißt«. Der Zusammenhang zwischen Spannungen im Gesicht und im Beckenboden ist manchen Leserinnen wieder aus der Geburtsvorbereitung bekannt. Den Mund locker zu lassen und die Stirn zu glätten, um dadurch dem Kind den Weg ins Leben leichter zu machen, sind vielleicht schon vertraute Übungen für Sie. Dieser Zusammenhang wirkt auch in die andere

Je mehr Kräfte du brauchst, desto mehr bekommst du. Gebrauchst du sie jedoch nicht, verlierst du sie. Kräfte lassen sich auf keine andere Art erwerben, als dass du sie selbst entwickelst. (Helle Gotved)

Richtung – ein kraftvoller, lebendiger Beckenboden hat wohl auch Einfluss auf den Ausdruck des Gesichts.

Diese Vorstellungen sind leicht nachzuvollziehen: Spannen Sie Ihr Gesicht ganz fest an, beißen Sie die Zähne aufeinander, kneifen Sie die Augen zusammen, runzeln Sie die Stirn, schauen Sie so böse, wie Sie können. Und nehmen Sie gleichzeitig wahr, was in Ihrem Beckenboden geschieht! Bei einigen weicht die Muskulatur dem Druck von oben nach unten hin aus, bei anderen zieht sie sich fest zusammen, um Widerstand zu bieten. Spüren Sie dann, wie angenehm es ist, wenn die Spannung nachlässt, wenn das Gesicht und der Beckenboden gleichsam zu lächeln beginnen.

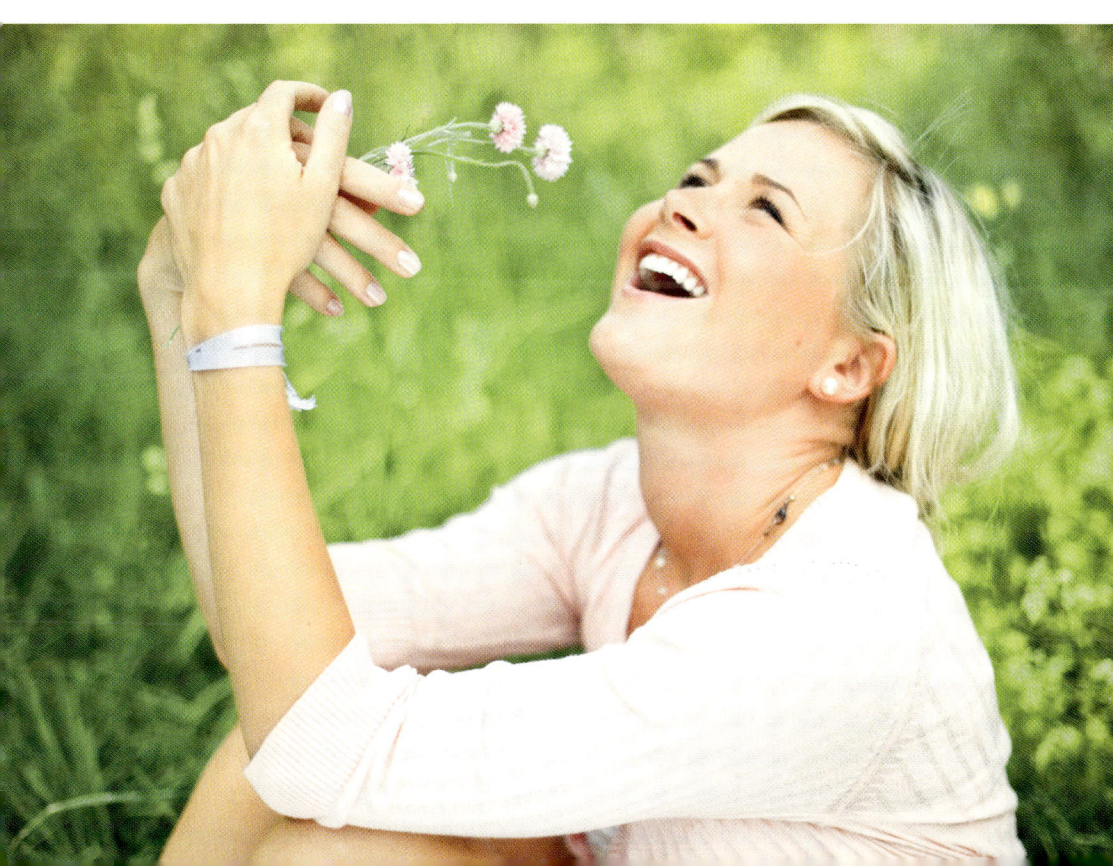

Anatomie zum Mitspüren

Die Muskulatur des Beckenbodens setzt an den Knochen des Beckens an. Nehmen Sie sich einen Augenblick Zeit, um Ihr eigenes Becken zu ertasten:

> Seitlich fühlen Sie die großen Beckenschaufeln, dazwischen im Rücken das Kreuzbein. Es ist gleichzeitig ein Teil der Wirbelsäule und geht zu Beginn der Pofalte in das Steißbein über, das sich leicht nach innen krümmt.
> Vorn unter den Haaren befindet sich das Schambein.
> Wenn Sie mit den Händen vom Schambein aus im Schritt schräg hinunter in Richtung auf den Po tasten, spüren Sie die Schambeinäste, die in den Sitzbeinhöckern enden.
> Schieben Sie im Sitzen beide Hände unter den Po. Jetzt spüren Sie in jeder Hand, gut verpackt unter der Pomuskulatur, einen Sitzbeinhöcker.
> Zwischen dem Schambein, den Sitzbeinhöckern und dem Kreuzbein bzw. dem Steißbein ist der Beckenboden aufgehängt.

Weiter geht es mit dem Spüren. Drei große Muskelpartien sind zu unterscheiden:

> Da ist zunächst die allerunterste Schicht. Sie liegt direkt unter der Haut und spannt sich von der Unterkante des Schambeins bis zum Steißbein. Sie zieht sich in Form einer »8« um Scheidenausgang und Darm herum. Durch ein leichtes »Anklicken« oder auch »Blinzeln« ist dieser Bereich zu spüren.
> Weiter innen im Körper liegt eine Muskelplatte, die quer zwischen den Schambeinästen aufgespannt ist. Dazu gehört auch die Damm-Muskulatur, die von Sitzbeinhöcker zu Sitzbeinhöcker verläuft. Beim Anspannen stellen Sie sich bitte

Auch der Beckenboden entwickelt seinen ganz eigenen Charakter: lustvoll oder griesgrämig, energievoll oder schlapp, starr oder lebendig.

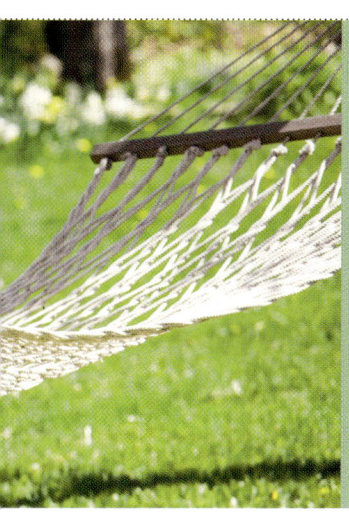

Der Beckenboden besteht aus verschiedenen Muskeln, die so kunstvoll angeordnet sind, dass er die unterschiedlichsten Funktionen erfüllen kann:
> Er hält die inneren Organe an ihrem Platz,
> er trägt den Rumpf,
> er gibt ab (Urin, Stuhl, Menstruationsblut, das Kind bei der Geburt, Samen beim Mann),
> er nimmt auf (den Penis beim Liebesspiel, den eigenen Finger, Tampons).

vor, die Schambeinäste zueinanderzuziehen; dabei nähern sich die Sitzbeinhöcker einander an (eher in der Vorstellung als in der messbaren Realität). Spannen Sie fest an und ziehen Sie nach innen oben hoch. Langsam lösen. Diese Bewegung nach innen und oben (Richtung Kopf) können Sie gut im Spiegel beobachten, wenn Sie sich in eine halb sitzende Position bringen. Sie ist auch mit den Fingern in der Scheide zu erspüren. Das Anspannen und Lösen können das Liebesspiel lustvoll bereichern.

> Die größte Muskelpartie ist der sogenannte Afterhebermuskel, der vom Kreuzbein zum Schambein verläuft und sich fächerförmig zu den Seiten des Beckens ausbreitet. Dabei bleibt in der Mitte ein ausreichend großer Spalt, um Blase, Scheide und Darm den Durchtritt zu ermöglichen. Bei anderen Säugetieren wird mit dieser Muskulatur der Schwanz bewegt. Mit der inneren Vorstellung, einen Schwanz hochzuheben und ihn so zu tragen wie ein Eichhörnchen, können Sie diese Schicht anspannen. Von außen ist vielleicht zu sehen, dass Sie sich automatisch aufrichten, weil Ihr Becken jetzt von unten getragen wird.

> Lösen Sie die Spannung wieder.

Noch einmal das Erspüren der Beckenbodenmuskulatur insgesamt:

> Setzen Sie sich aufrecht auf einen Stuhl oder einen Hocker. Der Rücken ist gerade. Ihre Schultern schieben sich nach unten, nach hinten und nach außen, dabei wird der Nacken ganz lang.
> Ertasten Sie zunächst die einzelnen Knochen des Beckens, das Schambein vorn unter den Haaren, die Schambeinäste, die beidseitig schräg zu den Sitzbeinhöckern hinunterführen,
> die Sitzbeinhöcker, die Sie deutlich spüren, wenn Sie auf einer harten Fläche sitzen und das Becken nach vorn und hinten kippen,
> im unteren Rücken das Kreuzbein, den Teil der Wirbelsäule, der zum Becken gehört, und das Steißbein.
> Spannen Sie die unterste Muskelschicht von der Spitze des Steißbeins bis zum Schambein leicht an.
> Dann den vorderen Teil des Beckenbodens zwischen den Schambeinästen fest anspannen und nach innen und oben ziehen. Dabei rollt sich das Schambein in Richtung auf den Nabel, aber der Oberkörper bleibt aufgerichtet. Gleichzeitig nähern sich die Sitzbeinhöcker ein wenig einander an.
> Halten Sie sie zusammen, wenn Sie jetzt zusätzlich den hinteren, inneren Muskel anspannen, als ob Sie einen schweren Schwanz hochheben wollten. Dabei richtet sich Ihr Körper auf.
> Einen Moment halten – weiteratmen – dann langsam lösen.

Mit der Zeit und einigen Wiederholungen können Sie die Übung machen, wo immer Sie wollen, im Stehen oder im Sitzen.

Beim ersten Üben wird es Ihnen vielleicht so gehen wie damals, als Sie ein Kind waren und so komplizierte Dinge wie Schreiben gelernt haben: Der ganze Körper geht mit, der Atem stockt, die Zunge schiebt sich zwischen die Zähne, sogar die Zehen spannen sich an. Bald aber wird es Ihnen niemand mehr ansehen, dass Sie z. B. die Zeit des langweiligen Wartens an der Kasse im Supermarkt oder eine Busfahrt zur Stärkung Ihres Beckenbodens nutzen.

Die Basis stärken

Der Beckenboden ist die Basis des Rumpfes. Wenn wir uns den Rumpf als einen Raum vorstellen, ist der Beckenboden sein Boden. Vorder- und Rückwand dieses Raumes werden von Bauch und Rücken dargestellt; das Zwerchfell bildet das Dach. Dieser Raum beherbergt die inneren Organe, hält sie an ihrem Platz und schützt sie. Jede Druckveränderung durch Bewegung, Tragen, Husten, Lachen etc. wird von der Muskulatur aufgenommen und weitergeleitet: vom Bauch über den Beckenboden an den Rücken und umgekehrt. Die Konstruktion ist zu vergleichen mit einem großen »U«, dessen Teile ohne Unterbrechung ineinander übergehen. Wenn einer dieser drei Bereiche seine Aufgabe nur unzureichend erfüllt, müssen die anderen die Schwäche ausgleichen und werden dabei auf Dauer überlastet. So erklärt sich der Zusammenhang von schwacher Bauchmuskulatur und Rückenschmerzen und von Beckenbodenschwäche und Kreuzbeschwerden. Dieses »U« ist gerade so belastbar wie der schwächste seiner Teile. Eine Frau nach der Geburt sollte diese **Reihenfolge** einhalten: zunächst die überdehnten Muskelfasern des Beckenbodens heilen lassen, wobei zarte Anspannung und Entspannung hilfreich sein können, dann die Muskulatur durch intensiveres Üben kräftigen und erst dann zum Training der Bauchmuskeln übergehen.

Ein zu frühes und ehrgeiziges Training der Bauchmuskeln kann den Beckenboden nachhaltig schädigen!

Vom Atem durchweht

Den Beckenboden können wir uns also vorstellen als das Fundament des inneren Raumes und das Zwerchfell als das Dach, das sich darüber wölbt. Diese beiden Muskelpartien stehen in engem Kontakt miteinander. Sie tragen sogar denselben Namen: Diaphragma heißt das Zwerchfell und Diaphragma pelvis (pelvis = das Becken) der Beckenboden. Beide haben in entspanntem Zustand die Form einer Kuppel. Beim Einatmen senkt sich das Zwerchfell, der Brustkorb weitet sich, die Luft kann einströmen. Gleichzeitig dehnt sich der Bauch, und der Beckenboden senkt sich ebenso wie das Zwerchfell nach unten. Beim Ausatmen wölben sich Zwerchfell und Beckenboden wieder nach oben in Richtung Kopf.

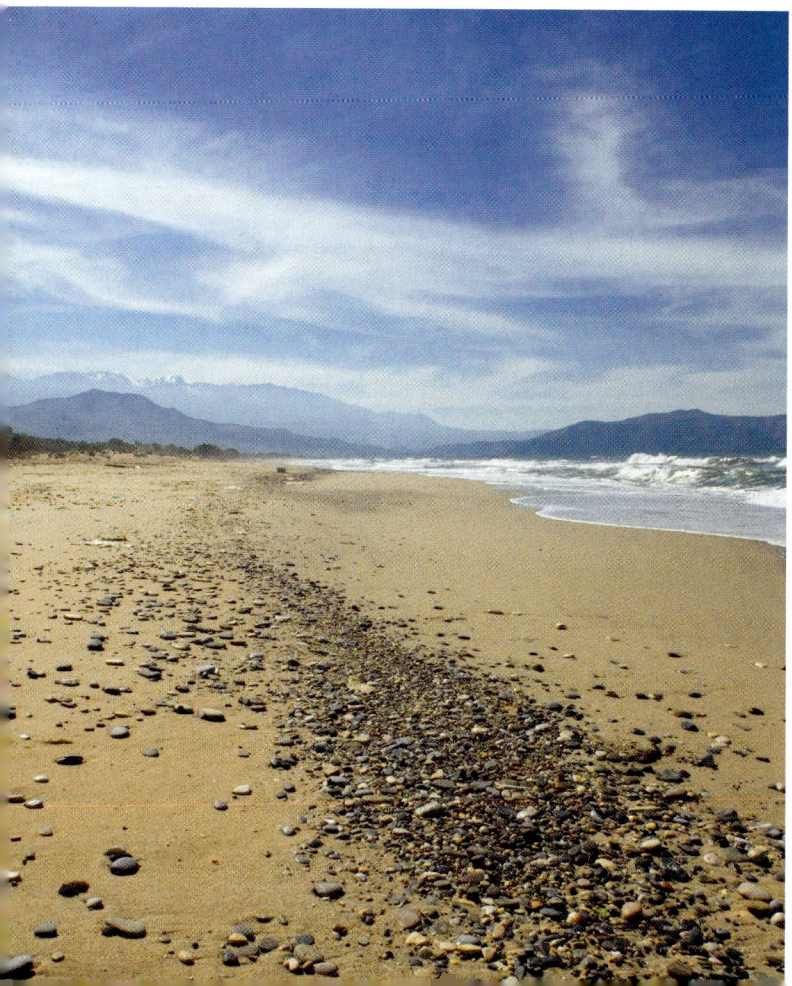

Spüren Sie selbst:

> Machen Sie es sich ganz bequem und nehmen Sie sich einen Moment Zeit, um zunächst Boden und Wände Ihres inneren Raumes zu ertasten.
> Legen Sie dann eine Hand flach und weich in den Schritt. Ihr Beckenboden schmiegt sich an Ihre Handfläche.
> Vielleicht spüren Sie schon bei den nächsten Atemzügen, wie sich bei jedem Einatmen der Boden in Ihre Handfläche hineinwölbt und sich bei jedem Ausatmen in den Körper zurückzieht. Manchmal dauert es aber auch eine Weile, bis diese zarte Bewegung fühlbar wird.

Gekränkt, verletzt, geschwächt

Im Beckenboden wohnen Lust und Schmerz sehr eng nebeneinander. Um den Schmerz in den Hintergrund zu drängen, scheint der Körper seine Empfindungsfähigkeit in den betroffenen Bereichen herabzusetzen. Der Regelkreis vom Aufnehmen eines Reizes, seiner Weiterleitung ans Gehirn, darauf folgendem Impuls für den Muskel und der erneuten Rückmeldung ans Gehirn funktioniert dann nur unzureichend. Eine Störung der Muskelfunktion ist häufig die Folge einer eingeschränkten Wahrnehmung.

Erinnerungen an Schmerzen sowohl körperlicher als auch seelischer Natur werden im Beckenboden gespeichert und können Kraft und Wohlfühlen einschränken.

Viele Ereignisse können eine solche Verletzung nach sich ziehen. Dazu gehören Dammrisse und Dammschnitte, besonders wenn sie in einer unfreundlichen Atmosphäre genäht wurden oder mit Komplikationen verheilen. Ein Kaiserschnitt verletzt zwar den Beckenboden nicht direkt, stellt aber für das Selbstwertgefühl der Frau manchmal eine besondere Belastung dar. Neben solchen direkten Folgen von Geburten können sich auch alle anderen operativen Eingriffe im Unterleib negativ auf den Beckenboden auswirken, auch schmerzhafte Blasenentzündungen – vor allem, wenn sie häufig auftreten.

Unter Harninkontinenz leiden zumindest zeitweise 50 Prozent aller Frauen. Beim Husten, Niesen oder Lachen, beim Laufen oder Hüpfen geht Urin tropfenweise oder im Schwall ab, oder es besteht ein ständiger Harndrang. Um das peinliche Problem zu verheimlichen, trinken viele Frauen zu wenig, vermeiden bestimmte Bewegungen, wissen genau, wo es öffentliche Toiletten gibt; und viele tragen ständig Slipeinlagen.

Es ist sicher für jede Frau ein lohnendes Ziel, ihren Beckenboden zu pflegen und zu stärken, damit er möglichst lange kräftig bleibt.

Unterstützung finden betroffene Frauen jeden Alters in Intensivkursen zur Stärkung des Beckenbodens, wie sie u. a. von Hebammen angeboten werden. In solchen Kursen lernen Frauen ihren Körper besser kennen und die Beckenbodenmuskulatur zu trainieren. Wie jede Muskulatur lässt diese sich durch Anspannen und Entspannen zu Wachstum und Leistungssteigerung anregen. So erkennen und erspüren die Frauen, wie viel Kraft, Freude und Lebenslust im Beckenboden wohnen, sie nehmen aktiv ihre Gesundheit in die eigene Hand.

Ein kraftvoller Beckenboden kann die Intensität des sexuellen Lebens steigern.

Beckenbodenschwäche kann auch eine Rolle spielen, wenn Frauen nur eingeschränkt sexuellen Genuss und Freude in ihrem Liebesleben empfinden. Nutzen Sie doch auch diese Momente, um Ihren Beckenboden kurz anzuspannen und wieder zu entspannen. Blinzeln Sie sich zu und verabreden Sie mit sich, dass Sie von nun an Ihren verborgenen Schatz täglich pflegen und polieren werden.

Auf zu neuen Taten

> Hüten Sie ihren Beckenboden wie einen Schatz.

> Begrüßen Sie Ihren Beckenboden jeden Morgen vor dem Aufstehen mit kurzem Anspannen, so, als ob Sie sich innerlich rekeln, und sagen Sie ihm auf dieselbe Art »Gute Nacht«.

> Blinzeln Sie sich immer mal wieder mit dem Beckenboden zu, einfach so, um sich zu erinnern, dass es ihn gibt.

> Denken Sie häufig an eine gute Haltung. Falls Sie mal »durchhängen«: Spannen Sie den Beckenboden an und richten Sie mit seiner Unterstützung Ihren Oberkörper auf. Lassen Sie sich von Ihrem Beckenboden tragen und halten Sie für möglich, dass sich schon durch Ihre aufrechte Haltung auch Ihre Stimmung zu ändern beginnt.

> Beachten Sie nach einer Geburt die Reihenfolge der Übungen: zuerst den Beckenboden aufbauen, dann erst Bauch und Rücken stärken.

> Vermeiden Sie alles, was den Beckenboden schädigt, z.B. schweres Heben und Tragen; enge Kleidung, die Druck auf den Bauchraum ausübt; Sportarten, bei denen mit geöffneten Beinen plötzlich viel Kraft eingesetzt wird wie z.B. Tennis und Volleyball. Anstatt zu joggen, versuchen Sie es mal mit Walking, dem raschen Gehen.

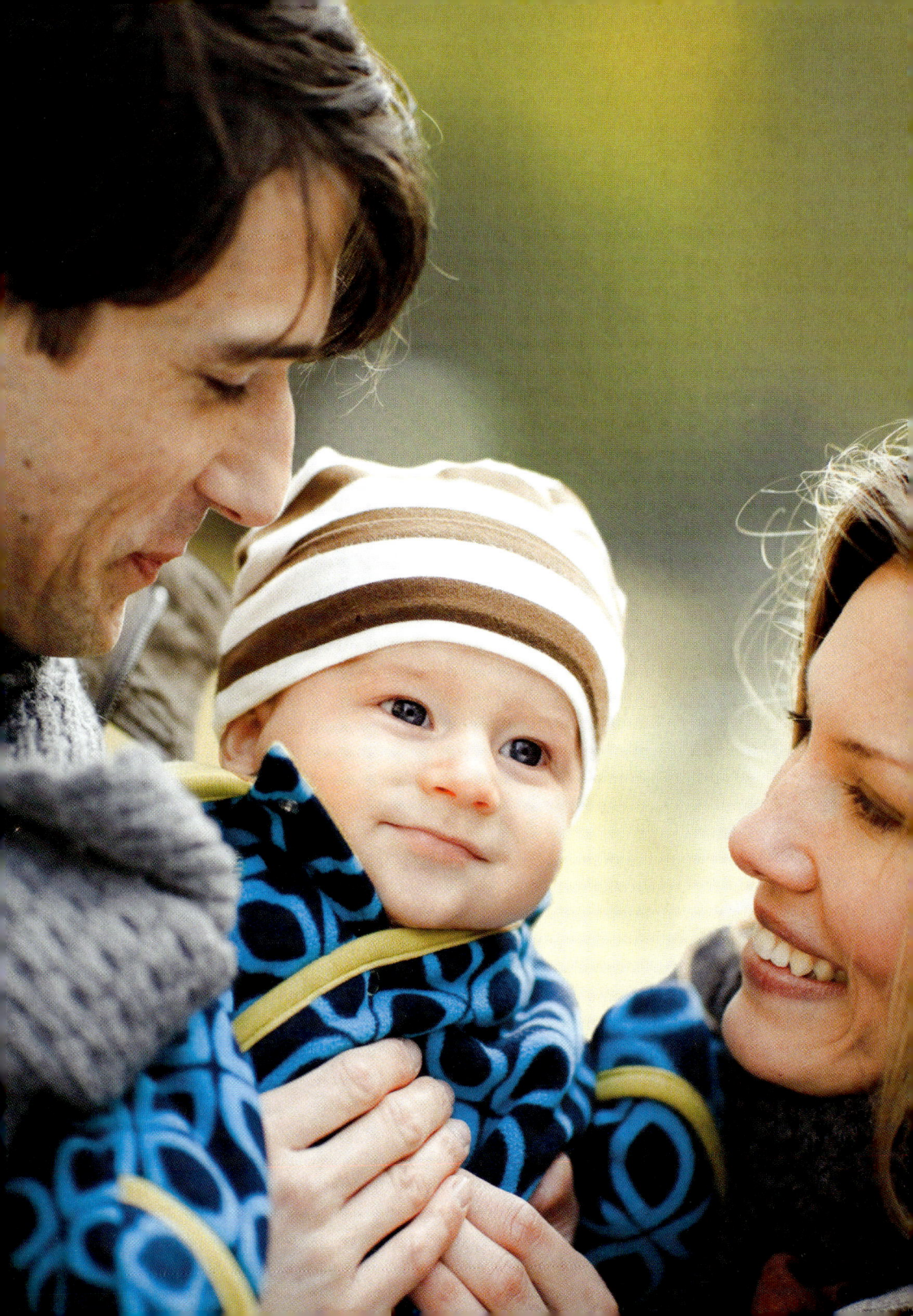

Eins und eins wird drei

Eltern werden ist eines der letzten Abenteuer: mit ungeplanten Herausforderungen, einem »Reisegenossen«, den man erst noch kennenlernt, körperlichen und seelischen Grenzsituationen ...

Berichte von Männern und Frauen, die Eltern geworden sind, haben bei aller Unterschiedlichkeit eine Aussage gemeinsam: »Es war so ganz anders, als ich erwartet habe!«

Selten im Leben, vielleicht nie, werden Menschen so stark damit konfrontiert, dass sie nicht planen können, was auf sie zukommt, dass das Leben eine Eigengesetzlichkeit entwickelt, auf die sie nur begrenzt Einfluss haben. Es beginnt mit der Terminbestimmung: Vorausgesetzt, die Geburt wird nicht an einem vorher festgelegten Tag eingeleitet, wie es in den 1970er-Jahren Mode war, kann niemand mit Sicherheit vorhersagen, wann das Kind auf die Welt kommen wird. Auch der Verlauf der Geburt und wie genau es sich anfühlt, Wehen zu haben und das Kind zu gebären, bzw. wie es sich anfühlen mag, als werdender Vater dabei zu sein, entziehen sich der Voraussicht. Und dann das Kind selbst: Nicht das vorher erträumte Wesen ist es, sondern ein ganz eigenes Individuum kommt zur Welt, ist von Anfang an ganz einzigartig, ganz es selbst und wird auf seinem Weg zum Erwachsenwerden seiner Familie eine Menge Überraschungen bereiten. Auch die »neugeborene« Mutter, der »neugeborene« Vater werden an sich selbst und an dem anderen viele neue, unerwartete Seiten entdecken. So haben sie es alle gleichsam mit drei neuen Menschen zu tun, die es zu erkennen und zu verstehen gilt: eines der letzten wirklichen Abenteuer dieser Zeit – und das alles unter den Bedingungen der banalen Alltäglichkeit von Windelnwaschen, Essenkochen und Kindergeschrei.

Sehr viel sein
ohne dich
Noch sehr viel
mehr sein mit dir
Ohne dich sein können
Mit dir sein können
Mit mir und dir und
uns und uns allen sein
können. (Jochen Klein)

Die neue Arbeitsteilung

Wenn ein Kind geboren wird, entsteht nicht nur ein neuer Mensch, sondern ein ganz neuer Organismus bildet sich: eine Familie. Innerhalb dieses Gebildes wachsen ganz eigene Verhaltensweisen, Gewohnheiten, Gesetzmäßigkeiten. Die einzelne Person mit ihren Eigenarten hat mit jeder ihrer Lebensäußerungen eine Wirkung auf alle anderen Mitglieder.

Vieles kommt zunächst aus dem Gleichgewicht. Die Kunst besteht darin, es so auszubalancieren, dass alle mit der neuen Lebensform wachsen können. Es entsteht dann ein neues Wir-Gefühl, eine neue Verbundenheit der Eltern miteinander in der Fürsorge für das Kind. Gemeinsam kann die Gelegenheit, das Leben neu zu gestalten, als eine wertvolle Chance genutzt werden. Damit es gelingen kann, ist die ständige Bereitschaft erforderlich, miteinander immer wieder neue Lösungen für Alltagsfragen auszuhandeln.

»Eltern – Philosophie einer riskanten Lebensform« (Dieter Thomä)

In den meisten Familien ist die Aufteilung der Zuständigkeiten eher klassisch: Die Frau bleibt zunächst zu Hause oder arbeitet nur zeitweise, der Mann geht hinaus ins Erwerbsleben. Manchmal finden dabei alle Beteiligten weitestgehende Zufriedenheit. Dennoch sind die Veränderungen zumindest gewöhnungsbedürftig, manchmal bleiben sie für längere Zeit ein Ärgernis. Widerstehen Sie der Versuchung, Ihr Leben jederzeit perfekt machen zu wollen!

Für die Frau bedeutet das:
> materielle Abhängigkeit;
> die Reduzierung der Möglichkeiten, ihre bisher erworbenen Kenntnisse und Fähigkeiten einzusetzen;
> oft auch langweilige und ermüdende Abschnitte im tagtäglichen Umgang mit einem Baby auszuhalten;
> das Fehlen erwachsener Gesprächspartner während langer Stunden;
> die alleinige Zuständigkeit für den gemeinsamen Haushalt;
> die fehlende Anerkennung für ihre Leistungen.

»Ich will das ganze Leben, Kinder und Beruf, Beziehung und ein gewisses Maß an Selbstständigkeit, Mann und Freundinnen.«

Nach wie vor müssen eher die Frauen entscheiden, ob sie ihrem Wunsch nach einem Leben mit Kindern Vorrang geben gegenüber ihren Vorstellungen von beruflicher Selbstverwirklichung oder ob sie möglicherweise auf Kinder verzichten.

Für einen Mann, der Vater geworden ist, stellen sich häufig ganz andere Fragen:

> Schaffe ich es, die Familie zu ernähren?
> Meine Frau war bei der Geburt ungeheuer stark, kann ich jemals so viel leisten?
> Wie kann ich meine Beziehung zu dem Kind gestalten, wenn ich den ganzen Tag weg bin?
> Wird das Baby meine Frau dann nicht viel mehr mögen als mich?
> Welche Bedeutung habe ich dann noch für das Kind?
> Und welche für meine Frau?

Viele Männer erkranken genau dann, wenn die Frau gerade wieder auf den Beinen ist. So schafft sich die große innere Bewegung Ausdruck, so wird deutlich, dass auch Männer bis ins Innerste berührt sind und Zuwendung brauchen. Später dann, wenn auch dieses Tief überwunden ist, zeigen sich mit überdurchschnittlicher Häufigkeit Veränderungen im Berufsleben: Viele Männer arbeiten intensiver als zuvor, sei es, um ihre neue Verantwortung zu erfüllen, sei es, dass manche Chefs Vätern mehr zutrauen und ihnen eine weitere Aufgabe übertragen. So geht leicht die Festlegung auf die traditionellen Rollen fast unbemerkt ihren Gang, ohne dass einer der beiden Partner es wirklich gewollt hat.

Häufig vollzieht auch ein »neugeborener« Vater so etwas wie ein Wochenbett und braucht »Pflege«.

Zu unserem Leben als Menschen gehört einerseits das, was an uns »Natur« und »Körper« ist. Die Fortpflanzung und in gewisser Weise das Leben mit einem Baby und die Versorgung der Familie mit Essen, Trinken, Liebe, Nähe sind ein Teil davon. Andererseits gehört ebenso selbstverständlich dazu, was wir »Kultur« oder »geistige Anregungen« nennen. Diese Aspekte des Lebens finden wir eher im Berufsleben oder in der Freizeit. Sie werden viel Kreativität entwickeln müssen, um die vielen anfallenden Aufgaben und die knappe Freizeit so zu verteilen, dass sowohl die »naturhaften«, körperlichen Bedürfnisse erfüllt werden als auch gleichzeitig jeder der Erwachsenen ein gerechtes Maß an »Kultur« leben kann.

Glauben Sie daran, dass auch Frauen ein Anteil am Leben außerhalb der Familie zusteht und Männern die bereichernde Erfahrung, einen Teil ihres Lebens dem Kind zu widmen? Wenn Sie sich klar sind über Ihre Bedürfnisse, über das, was Sie vom Leben wollen, und wenn Sie außerdem die unbescheidene Erwartung hegen, dass es einen Weg geben wird, Ihre Vorstellungen in die Tat umzusetzen, so kommen Sie einem zufriedenen Leben ein gutes Stück näher.

Wann Sie den Teil des Lebens außerhalb der Familie zurückerobern möchten, nach wenigen Monaten, nach einem Jahr oder erst, wenn Ihr Kind schon größer ist, ob Ihr Mann einen Teil der Erziehungszeit nimmt oder ob Sie beide halbtags arbeiten, welche Art der Betreuung Sie für Ihr Kind finden: Viele individuelle Lösungen sind möglich, erfordern aber auch Mut und Fantasie. Das Leben ist auch hier niemals gradlinig und im Detail planbar.

»Das Leben ist das, was geschieht, während wir Pläne machen.«
(John Lennon)

Viel leichter wäre es natürlich für Eltern, wenn sich in Zukunft auch gesellschaftliche Bedingungen ändern und die Familien durch gute Betreuungsangebote für Kinder jeden Alters und durch flexiblere Arbeitsverträge unterstützt würden.

Die Tochter wird Mutter, der Sohn wird Vater

Vater und Mutter, das waren bis zur Geburt des eigenen Kindes die Älteren, die Elterngeneration. Jetzt rücken die neuen Eltern in den Rang der mittleren Generation auf. Nun gibt es jemanden, für den sie Verantwortung tragen. Das kann z. B. Auswirkungen auf das Bewusstsein für die Umwelt haben, die sie schließlich ihren Kindern hinterlassen werden. Die Zukunft hat nun ein konkretes Gesicht und eine Stimme.

Auch das Verhältnis zur eigenen Vergangenheit, besonders zur Herkunftsfamilie verändert sich. Unweigerlich werden im Kontakt mit dem Baby Erinnerungen an die eigene Kindheit wach, schöne und auch schmerzhafte. Wunden aus dieser Zeit können vielleicht sogar verarbeitet werden und finden im günstigen Fall Beachtung beim Partner, heilen im Leben mit dem eigenen Kind.

Eltern entdecken, dass sie manche Einstellungen und Gewohnheiten ihrer Ursprungsfamilie wiederholen. Sie mögen das als genau richtig empfinden oder als erschreckend erleben. Die eigenen Eltern können wieder näherrücken, und es wächst Verständnis gegenüber diesen Menschen, die ja damals auch versucht haben, mit dem neugeborenen Baby alles richtig zu machen. Es kann natürlich auch zu einer tiefen Ablehnung kommen, wenn alte, tiefe Verletzungen wieder aufbrechen und neue hinzugefügt werden.

Und dann sind da auch noch die Schwiegereltern: manchmal Stein des Anstoßes, manchmal willkommene Hilfe oder Anregung. Offene Gespräche und die Bereitschaft zu Kompromissen helfen, eine gemeinsame Lösung zu finden.

Es war nicht bloß Verantwortung, was der Mann beim Anblick des Kindes fühlte, sondern auch Lust, es zu verteidigen. (Peter Handke)

Kinder lieben Großeltern. Unabhängig davon, ob ihre Eltern darüber erfreut sind oder nicht, sind kleine Kinder meist sehr bereit, sich mit ihren Großeltern anzufreunden. Fast immer ist der Kontakt zu Älteren eine große Bereicherung für die Kinder. Sie erleben eine ganz andere Art der Körperlichkeit, der Sprache und der Lebensgewohnheiten. Die Liebe der Großeltern, auch wenn sie sich für das Verständnis der »amtierenden« Eltern »falsch« äußert, ist eine weitere Portion Liebe, die das Leben für das Kind bereithält.

Die neue Familie beginnt ihre eigenen Gewohnheiten, Rituale aufzubauen. Wie werden Geburtstage gefeiert, gibt es zu Weihnachten einen geschmückten Baum, wie gehen wir mit Mahlzeiten um: Jedes Leben besteht aus einer großen Anzahl kleiner oder größerer Rituale, die oft erst bewusst werden, wenn dazu die Frage kommt: Wie soll unser Kind groß werden? Im günstigen Fall einigen sich die Partner auf etwas Gemeinsames, in dem sie sich beide wiederfinden. Schwierig wird es, wenn beide auf ihrer Version beharren oder wenn einer der beiden seine Familientradition durchsetzt und der andere sich nicht darin wiederfindet.

Das Paar, das Eltern wird, bringt immer die Erfahrungen aus zwei Herkunftsfamilien mit, die sehr unterschiedlich sein können.

Lösungen lassen sich nur im Erzählen und Zuhören finden: Wie war es bei dir zu Hause? Wie habt ihr das gemacht? Bei uns war es so! Das hat mir als Kind immer gut gefallen ...

Über sieben Brücken musst du gehn ...

Neben der neuen Nähe, die die gemeinsame Elternschaft mit sich bringt, wird aber auch Trennendes deutlich. Schon in der Schwangerschaft zeigte sich: Mann und Frau machen sehr andersartige Erfahrungen. Bei der Geburt, im Zusammenhang mit den Abläufen im Wochenbett und beim Stillen wurde diese Unterschiedlichkeit noch vertieft. Danach wechselt die Frau vielleicht mit wehenden Fahnen ins Reich der Mütterlichkeit, der Mann bleibt ausgeschlossen und wendet sich womöglich verstärkt nach außen. Wird diese Trennung nicht überbrückt, leben Mann und Frau aneinander vorbei, vielleicht beide in Richtung auf das Kind, eventuell auch in entgegengesetzte Richtungen.

Bedürfnisse des Partners werden übersehen, die des Kindes in den Vordergrund gestellt. Bei Konflikten, z. B. unterschiedlichem Umgang mit Babygeschrei, erlebt vielleicht einer der beiden, dass der andere für das Kind Partei ergreift, anstatt seine Wünsche zu berücksichtigen. Diese Abgrenzung wird als verletzend und schmerzhaft empfunden. Möglicherweise kommen Eifersucht und Neid ins Spiel, und vielleicht bleibt eine Sehnsucht nach der vergangenen Zeit zu zweit.

Statt der ursprünglichen Paarbeziehung (Frau – Mann) entstehen zwei neue Zweierbeziehungen (Frau – Kind und Mann – Kind).

Weil zudem die ganze Situation so viel Energie kostet, scheint es manchmal bequemer zu sein, nicht auch noch in die Lösung dieser Konflikte Zeit und Geduld zu investieren. Tun Sie es trotzdem, es lohnt sich! Gemeinsam verbrachte Zeit, klärende Gespräche, die Mitteilung seiner Wünsche und Sehnsüchte, das Hinhören auf die Äußerungen des/der anderen, aber auch körperliche Nähe können die Brücken sein, auf denen Sie wieder zueinanderkommen.

Liebe zu dritt?

Das Kind ist das sichtbare Produkt der Liebe seiner Eltern. Statt eines Zeichens, eines Symbols, kommt aber nun ein Mensch zur Welt, und aus dem Liebespaar wird plötzlich eine Dreiecksbeziehung. Haben wir nicht schon als Kinder die schmerzhafte Erfahrung mit unseren Freunden gemacht, dass Beziehungen zu dritt höchst kompliziert, wenn nicht sogar unmöglich sind? Heißt das, dass die Geburt eines Kindes automatisch die Liebe gefährdet?

Sexualität ist eine der schönsten Ausdrucksformen für Liebe. Gleichzeitig ist sie sehr anfällig für Störungen. Auch wenn Sie eine Weile dazu brauchen, bis Sie sich diesem Thema wieder nähern wollen: Verlieren Sie nicht aus den Augen, dass zu einer erfüllten Beziehung auf Dauer auch eine befriedigende Sexualität gehört.

Nach der Geburt dauert es unterschiedlich lange Zeit, bis ein Paar damit beginnt, seine sexuelle Beziehung wieder aufzunehmen. Da sind zum einen die ganz praktischen Hindernisse: zu Beginn möglicherweise die noch schmerzende Dammnaht und die Veränderung der Brüste, Müdigkeit als Dauerzustand und die ständige Anwesenheit eines Dritten, des Kindes. Darüber hinaus gibt es weniger offensichtliche Faktoren, die sich auf die körperliche Beziehung hemmend oder fördernd auswirken können. Einige dieser Aspekte haben tiefere seelische Ursachen, manche erfahren in dieser Zeit nach der Geburt unerwartete Veränderungen.

Schwangerschaft und Geburt als ganz besondere Abschnitte im sexuellen Leben wirken für jede Frau in anderer Weise nach. Während die eine sich vielleicht nach einer Phase der Anpassung in ihrem Selbstbild als Frau gestärkt und bereichert fühlen mag, ist eine andere möglicherweise zutiefst verunsichert und verwirrt. Sex und damit die Erinnerung an die Frau, die sie vorher war, können ihr dann helfen, diese Verwirrung zu lösen, können aber auch völlig unakzeptabel sein.

Für manche Frauen (und Männer) gehört zu ihrer inneren Vorstellung von einer Mutter durchaus der Aspekt einer aktiv gelebten

Eine Liebe will immer aufmerksam gepflegt sein, damit sie dauert, für die Liebe von Elternpaaren gilt das ganz besonders.

Sexualität, während für andere die oft tief sitzende ideologische Unterscheidung zwischen dem für Sex offenen »Weib« und der mit einem Heiligenschein versehenen »Mutter« hemmend wirkt.

Die körperliche Liebe zwischen den Eltern wird durch das Kind gleichzeitig erschwert und erleichtert:

> Schwerer kann es werden, weil das Bewusstsein seiner Anwesenheit die Eltern hemmen kann. Finden Sie neue Wege, um ungestört zusammen zu sein! Dieses Thema wird Sie so lange begleiten, wie Sie mit Ihren Kindern in einem Haushalt leben.
> Während der Stillzeit kann die rege Milchproduktion irritieren. Trotzdem entwickeln stillende Frauen keineswegs später Interesse an Sexualität als nicht stillende.
> Andererseits hat das Kind durchaus positive Auswirkungen auf die Entwicklung der elterlichen Sexualität. So verändert sich im Umgang mit einem Kind die Körperlichkeit der Eltern. Im Alltagsleben von Erwachsenen sind Berührungen eher selten, im Leben mit einem Baby sind sie dagegen ein wesentlicher Bestandteil der Beziehung. Menschen, die ein Baby pflegen, werden empfindsamer, ihre Hände werden offener, wacher, die Qualität von Berührungen ändert sich, wird um viele Nuancen bereichert. Das hat auch Auswirkungen auf den Umgang der Erwachsenen miteinander. Verbunden mit einer liebevollen Sorgsamkeit füreinander können so ganz neue Möglichkeiten gemeinsam gefühlt und erlebt werden.

Durch das neue Erleben des »Wir« können Zusammengehörigkeit, tiefe Zärtlichkeit und innige Liebe wachsen.

Nach der Geburt befinden Sie sich in einem Zustand von Schutzlosigkeit. Sie sind sehr verletzlich, und gleichzeitig ist auch Ihr Mann wahrscheinlich in einem gewissen Maße verunsichert. Nachdem er bei der Geburt erlebt hat, welche gewaltigen Kräfte in Ihrem Körper gewirkt haben, wie sehr die Scheide gedehnt

wurde, vielleicht auch gerissen ist oder geschnitten wurde, emp-
findet er vielleicht eine gewisse Scheu und Fremdheit und die
Sorge, Ihnen wehzutun. So ergibt sich für beide Partner die Not-
wendigkeit, Sexualität neu zu entdecken, neue Wege zueinander
und miteinander zu finden.

Berühren Sie sich mit Ihren Händen, mit den Augen, mit dem
Körper und allen Sinnen und fassen Sie Ihre Gefühle in Worte.
Auch Gespräche über Erotik und Sexualität sind ein Teil des Lie-
beslebens!

Sich miteinander wohlfühlen

Die Kunst des Wünschens

Wenn Sie gerade nicht damit zufrieden sind, wie sich Ihr Leben
entwickelt, versuchen Sie es mit der Weisheit der Märchen oder
mit den Erkenntnissen der lösungsorientierten Psychotherapie
und der Hypnotherapie: Machen Sie sich eine möglichst genaue
Vorstellung von allem, was in Ihrem Leben so bleiben soll, wie es
ist, und eine weitere Liste davon, was Sie auf welche Art verändern möchten. Entwickeln Sie in Tagträumen Fantasien, wie genau Sie Ihr Leben gestalten möchten. Tauschen Sie diese Vorstellungen mit Ihrem Partner aus, lassen Sie Ideen wachsen, wie Ihr
gemeinsames Leben aussehen soll. Nur ausgesprochene Wünsche
haben die Chance, in Erfüllung zu gehen. Der Partner wird Ihnen
nur in den seltensten Fällen die Wünsche von den Augen ablesen,
und viele Enttäuschungen lassen sich vermeiden, wenn ein Paar
die Fähigkeit entwickelt, miteinander im Gespräch zu bleiben.

*Und die Alte sprach:
Drei Wünsche sollen
dir in Erfüllung gehen.
(Deutsches Märchen)*

Nicht nur im Märchen sind es die genaue Formulierung und das
hörbare Aussprechen von Wünschen, die Menschen zu ihrem
Glück verhelfen. Und nicht nur im Märchen entsteht manches
Unglück durch eine unbedachte oder ungenaue Äußerung. Wün-

schen will gelernt sein. Wer aber gekonnt wünscht und den Wunsch auf die richtige Art zum richtigen Zeitpunkt äußert und alles unternimmt, was ihm oder ihr selbst möglich ist, kann berechtigte Hoffnung haben, dass der Wunsch früher oder später in Erfüllung geht. Beim nächsten Schritt auf dem Weg zur Zufriedenheit nehmen Sie dann das Eintreten der gewünschten Veränderung wahr und freuen Sie sich ausgiebig darüber.

Sei vorsichtig mit deinen Wünschen, sie könnten in Erfüllung gehen. (Chinesische Weisheit)

Sich in Geduld fassen

Elternsein ist ein Prozess und kein Zustand. Deshalb gehören zur Geschichte jeder Familie viele Schwankungen und Veränderungen. Es gibt Zeiten größerer Harmonie und Zeiten, in denen Sie einander fern sind und sich streiten. Als eine der schwierigeren Phasen in einer Ehe gilt das erste Jahr nach der Geburt des ersten Kindes. Denken Sie daran, dass diese Zeit begrenzt ist, dass sie ebenso wie andere Phasen im Leben vorbeizieht und ein neuer Abschnitt beginnen wird. Das einzig Sichere im Leben ist die Veränderung, der unaufhörliche Wandel. Mal fließt das (Ehe-) Leben als reißender Strom mit vielen Turbulenzen, mal als ruhiges Gewässer.

Geduld mit sich und den anderen beim Erlernen der neuen Rolle und das Vertrauen, dass das Leben es gut mit Ihnen meint, können jetzt sehr hilfreich sein.

Alles fließt. (Heraklit)

Und wenn es mal so scheint, als wäre es nicht auszuhalten:

> Bewegen Sie sich! Ein festgefahrenes Gespräch nimmt eher eine neue Wendung, wenn Sie nebeneinander hergehen, als wenn Sie sich im geschlossenen Raum gegenübersitzen. Dicke Luft verfliegt eher im Freien.
> Verschaffen Sie sich immer wieder kleine Flitterwochen miteinander. Engagieren Sie möglichst regelmäßig einen Baby-

sitter oder die Großeltern, Nachbarn, Freunde und gehen Sie aus. Kino, Theater, Tanzen, der Besuch bei Freunden geben Ihrer Partnerschaft wieder neue Impulse. Sie sind zu müde? Gehen Sie trotzdem, und Sie werden mit neuer Energie zurückkommen!

Einander berühren

So bedeutungsvoll im Leben von Menschen das Miteinanderreden ist, so kann es doch Zeiten geben, in denen sich die inneren Vorgänge kaum in Worte fassen lassen. Worte werden dann gelegentlich eher zu etwas Trennendem. Verbindend dagegen sind eine freundliche Berührung, das Ansprechen der Sinne.

So, wie das Reden gelernt werden kann, kann auch die Sprache der Körper gelernt und verfeinert werden. Eine Möglichkeit, die Hände zum Körper der anderen Person sprechen zu lassen, ist eine Massage.

Von Hand zu Hand

Die Hände ebenso wie die Füße sind wahre Wunderwerke der Anatomie mit ihren vielen kleinen Knochen und Muskeln, ihren unzähligen Nervenenden und ihren Fähigkeiten, sowohl feinste als auch kraftvolle Arbeiten zu verrichten. Sie gelten als Abbild des gesamten Körpers und eine Massage kann auf diese Art der ganzen Person guttun. Wenn Sie mögen, nehmen Sie eine duftende Creme oder ein Öl dazu.

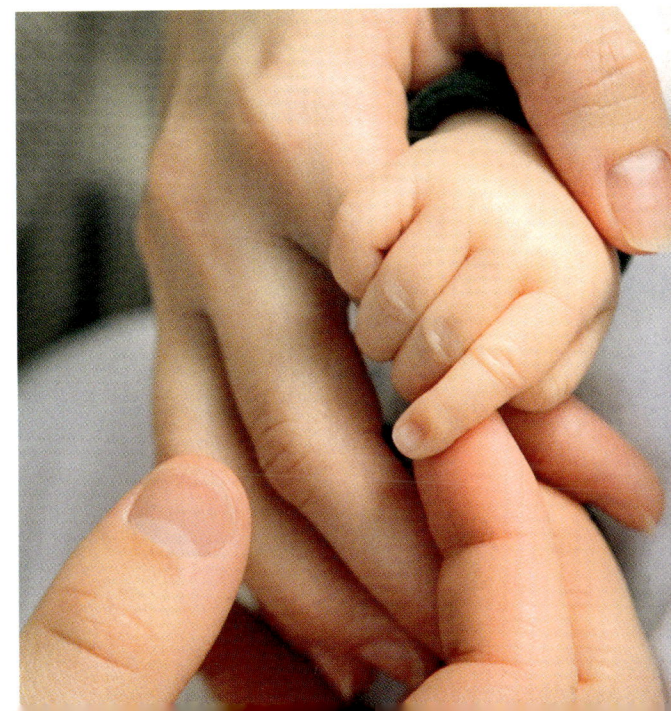

> Setzen Sie sich bequem einander gegenüber, nehmen Sie Kissen zu Hilfe, damit es für beide wirklich bequem ist.
> Wenn Sie massiert werden: Überlassen Sie der anderen Person Ihre Hand, schließen Sie vielleicht die Augen, lehnen Sie sich entspannt zurück.
> Wenn Sie massieren: Nehmen Sie die Hand in Ihre beiden Hände, schließen auch Sie einen Moment die Augen, nehmen Sie Kontakt zueinander auf.
> Streichen Sie vom Handgelenk über den Rücken der Hand bis zu den Fingerspitzen und darüber hinaus.
> Drehen Sie die Handfläche nach oben und massieren Sie mit Ihrem Daumen die Handfläche. Nehmen Sie sich Zeit, um die Linien der Hand zu studieren.
> Jetzt fassen Sie die Hand mit Ihrem Daumen und Ihren Fingern und massieren von der Handwurzel den Zwischenräumen zwischen den Mittelhandknochen folgend bis zu den Fingern. Besonders der Bereich zwischen Daumen und Zeigefinger freut sich über eine ausführliche Knetmassage.
> Bewegen Sie die einzelnen Finger Ihrer Partnerin in allen Gelenken und ziehen Sie sie vorsichtig lang.
> Zum Schluss streichen Sie noch einige Male über die gesamte Oberfläche der Hand und legen sie in eine bequeme Position zurück.
> Lassen Sie Ihrem Gegenüber ein wenig Zeit zum Nachspüren, dann wenden Sie sich der anderen Hand zu.

Einander den Rücken stärken

Der Rücken trägt oft die ganze Last des Lebens, und (fast) jede Art von Massage ist dem Rücken willkommen. Vielleicht haben Sie schon im Geburtsvorbereitungskurs einige Anregungen bekommen, vielleicht entstehen auch ganz neue Ideen zwischen dem Rücken Ihres Partners und Ihren Händen. Es kann auch ein Rücken direkt zu dem anderen sprechen:

> Setzen Sie sich Rücken an Rücken, so, dass vom Becken an bis hinauf zu den Schultern ein möglichst ununterbrochener Kontakt entsteht. Bei sehr unterschiedlichen Größenverhältnissen werden vielleicht zum Ausgleich Kissen unter dem Po benötigt.

> Finden Sie gemeinsam eine Position, in der Sie sich ein wenig anlehnen können. Auch hier – wie im richtigen Leben – braucht es manchmal Zeit und Beharrlichkeit, bis die Lasten gleich verteilt sind.

> Spüren Sie die Wärme des anderen Rückens, die Bewegung, die durch das Aus- und Einatmen entsteht, genießen Sie die Nähe zueinander.

Auch Ihr Kind mag Massage

Sowohl die Entwicklung des Babys als auch die Beziehungen zwischen Eltern und Kind werden durch Massage gefördert. Sie ist möglich, sehr sanft, schon bei Neugeborenen, auch bei Frühgeborenen oder erkrankten Kindern. Sie kann für Kinder jeden Alters eine große Hilfe sein, besonders in Krisen, z.B. bei der Geburt eines neuen Geschwisters, zur Zeit der Einschulung, bei Wachstumsschüben bis hin zur Pubertät. So lernen Kinder die Sprache des Körpers, von Hand zu Haut ganz selbstverständlich als eine der Möglichkeiten, sich zu verständigen.

Lassen Sie sich von der Hebamme, die Sie im Wochenbett betreut, einige Anregungen geben, oder Sie besuchen später, wenn das Kind ca. drei Monate alt ist, einen Babymassagekurs. Sie können auch ohne spezielle Anweisung »einfach so« massieren, denn wichtiger als jede Technik sind Liebe und zärtliche Aufmerksamkeit:

> Massieren Sie mit warmen Händen, in einer ruhigen Atmosphäre, zu einem Zeitpunkt, zu dem Ihr Kind aufmerksam

Massage kann den Schmerz nach einer schwierigen Geburt lindern. Sie kann die zerbrochene Verbindung der Energiefelder wieder zusammenfügen. (Eva Reich)

und ruhig ist. Sorgen Sie für eine wohlige Raumtemperatur. Die meisten Babys mögen es gern, wenn sie nackt sind. Das Kind liegt zunächst auf dem Rücken.

> Streichen Sie einige Male sehr zart vom Scheitelpunkt des Kopfes ausgehend mit leicht gespreizten Fingern über den ganzen Körper des Kindes, bis zu den Zehen und darüber hinaus. Lassen Sie Ihre Hände dabei ganz weich und anschmiegsam jeder Rundung des Körpers folgen.

> Dann wenden Sie sich nach und nach jedem einzelnen Körperteil zu. Bauch, Hände und Füße mögen besonders gern massiert werden. Lockern Sie die Muskulatur mit leichtem Schütteln. Massieren Sie so zart oder so fest, wie Sie und Ihr Kind es am liebsten mögen. Lassen Sie sich von den Reaktionen Ihres Kindes leiten.

> Streichen Sie immer von oben nach unten und von innen nach außen. Zum Abschluss streichen Sie noch einige Male flüssig und zart vom Kopf bis zu den Füßen.

> Drehen Sie das Baby auf den Bauch und streichen Sie wieder vom Kopf aus über den Rücken, den Po, die Beine, die Füße und darüber hinaus. Ihre Hände bleiben weiterhin ganz weich, passen sich jeder Rundung des kindlichen Körpers an. Streichen Sie von der Wirbelsäule zu beiden Seiten den Rippen folgend zur Seite. Legen Sie beide Hände auf die Pobacken und rütteln Sie sie sacht.

> Mit wiederholtem verbindendem Streichen von oben nach unten wird die Massage beendet.

> Hüllen Sie Ihr Baby in eine kleine Decke, nehmen Sie es in den Arm und schaukeln Sie es noch ein wenig.

> Möchten Sie gern bei der Massage singen? Ihr Kind wird es genießen!

(Mehr über Massagen finden Sie in: »Schmetterling und Katzenpfoten« von Margarita Klein.)

Ganz anders als erwartet

Selten im Leben werden Menschen so unmittelbar damit konfrontiert, dass sie nicht planen können, was auf sie zukommt.

> Vater und Mutter, das waren bis zur Geburt des eigenen Kindes die Älteren. Jetzt rücken die neuen Eltern an ihre Stelle, nun gibt es jemanden, für den sie Verantwortung tragen.

> Die junge Mutter, der junge Vater müssen ihre neue Rolle finden; sie entdecken vielleicht, dass sie Einstellungen und Gewohnheiten ihrer Eltern wiederholen – sollen sie sich davon abgrenzen? Und wie reagiert der Partner darauf?

> Statt der ursprünglichen Paarbeziehung beginnen zwei neue Zweierbeziehungen (Frau – Kind und Mann – Kind). Möglicherweise kommen Eifersucht und Neid ins Spiel, und vielleicht bleibt eine Sehnsucht nach der Vergangenheit zu zweit.

> Elternsein ist ein Prozess, kein Zustand. Denken Sie daran, dass diese Zeit begrenzt sein wird. Und versuchen Sie, bei allen Schwankungen und Veränderungen im Gespräch zu bleiben, einander zu berühren, die Nähe zueinander zu zeigen.

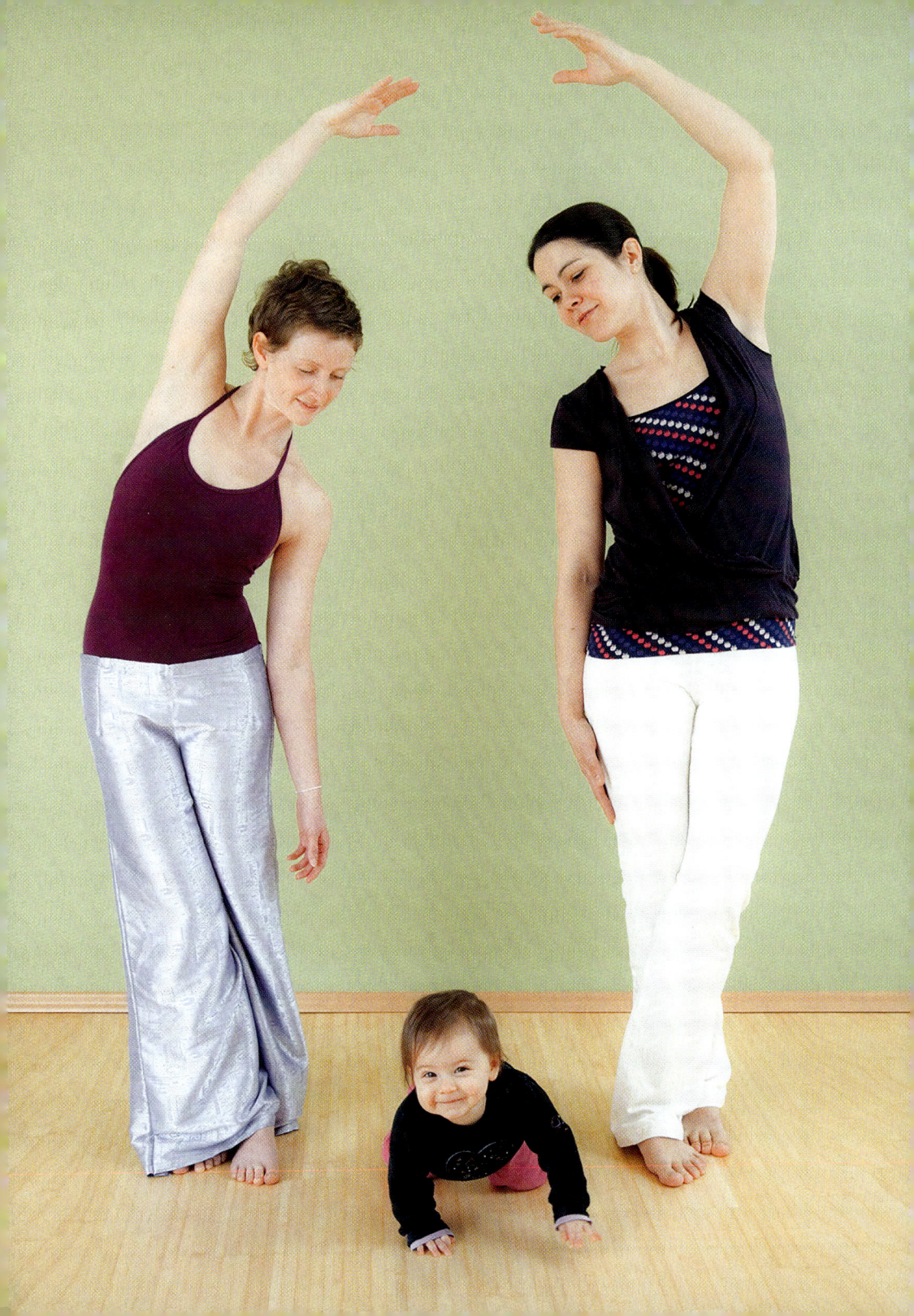

Übungen zur Rückbildung und Neufindung

Mit den folgenden zwei Übungsreihen können Sie sich von oben bis unten bewegen, dehnen, strecken, entspannen und Ihr Wohlbefinden steigern.

Über das Üben

Viele Frauen klagen über Nacken-, Schulter- oder Rückenschmerzen, weil sie aus Müdigkeit verspannt oder durch das Tragen des Babys zu stark belastet sind. Manche erleben ihre körperliche Veränderung so zwiespältig, dass sie Schwierigkeiten haben, ihre neuen Körpergrenzen zu spüren und anzunehmen.

All dies können Gründe sein, um mit den Übungen zu beginnen. Häufig ist die Entscheidung dafür abhängig von der jeweiligen Tagesform. Denken Sie immer daran: Sie möchten sich etwas Gutes tun und nicht ein Pflichtprogramm erfüllen, das Sie sich selbst auferlegt haben. Üben Sie, wenn Sie Lust dazu haben!

Die Körperübungen tragen in hohem Maße zu Ihrem Wohlbefinden bei, genauso, wie sie Sie in kürzester Zeit erschöpfen können, wenn Sie sich schon zu Beginn überfordern. Kommen Sie langsam in Bewegung und spüren Sie, was Ihnen guttut.

Die Beckenbodenübungen, die wir in den vorangegangenen Kapiteln vorgestellt haben, sind unerlässlich (siehe S. 27, S. 72 und S. 77). Sie sollten sie so regelmäßig wie möglich machen.

Die moderne Beckenbodenschule besteht aus drei Übungsbereichen:

> Der erste ist die Basisübung für den Beckenboden, so wie sie zu Beginn der ersten Übungsreihe beschrieben wird.
> Der zweite hat seinen Schwerpunkt in kurzen, rhythmischen Kontraktionen des Beckenbodens. Spannen Sie Ihren Beckenboden kurz und kräftig an und lösen Sie ihn. Wiederholen Sie dies so häufig und so rhythmisch wie möglich. Beginnen

Sie mit zehn Wiederholungen, und steigern Sie sich auf 50- bis 100-mal täglich, und vergessen Sie niemals die bewusste Entspannung des Beckenbodens zum Abschluss.

> Der dritte besteht aus den Hüft- und Beckenbewegungen und den Balanceübungen. Schauen Sie sich die ersten Übungen ab S. 121 an und integrieren Sie sie in Ihren Alltag. Ihr Beckenboden wird wach und flexibel werden.

Wann Sie mit den Körperübungen beginnen, bleibt Ihnen überlassen. Allerdings ist es wohltuender, die körperlichen Rückbildungsvorgänge sechs bis acht Wochen nach einer Geburt erst einmal geschehen zu lassen. In dieser Zeit dehnen Sie Ihren Rücken, um Alltagsverspannungen zu lösen, und nehmen Kontakt zu Ihrem Beckenboden auf. Dafür eignen sich die Übungen auf den Seiten 27, 28 und 77.

Falls Wahrnehmung und Kraftentfaltung für den Beckenboden noch nicht zurückgekehrt sein sollten, vermeiden Sie bitte ein starkes Training. Konzentrieren Sie sich noch einige Zeit ausschließlich auf den Aufbau der Beckenbodenmuskulatur und beginnen Sie erst dann mit den folgenden Übungsreihen. Zum Anfangen ist es nie zu spät, häufig wird eher zu früh begonnen.

Fürs Üben schaffen Sie sich zunächst eine günstige Umgebung. Legen Sie alle Hilfsmittel in Reichweite; dazu gehören eine weiche Unterlage, eine Decke, ein Kissen, ein Ballkissen oder ein Softball.

Falls Ihr Baby bei Ihnen ist, legen Sie es vor sich, damit Sie eine gerade Blickrichtung behalten, wenn es Sie anschaut. Falls das Baby plötzlich anfängt zu weinen, drehen Sie auf keinen Fall den Kopf während einer Übung: Ihre Nackenmuskulatur wird es Ihnen danken. Um neue, stärkere Verspannungen zu vermeiden, führen Sie die Anweisungen – sicher etwas schneller als sonst, weil ja Ihr Baby ruft – bis zum Ende aus. Und: Versuchen Sie während der Übungen und vor allem in den Entspannungsphasen bei sich zu bleiben, wenn Ihr Baby Sie nicht dringend braucht.

Alle Übungen eignen sich dafür, langsam wieder in ein Körpertraining einzusteigen. Beginnen Sie mit wenigen Wiederholungen, und steigern Sie sich langsam. Nutzen Sie beide Übungsreihen ganz individuell für sich, und nehmen Sie Ihren Atem zu Hilfe: Langes, tiefes Atmen während einer Übung entspannt und gibt Ihnen mehr Energie.

Die Übungen sollten ausschließlich das Ziel haben, das Wohlbefinden zu steigern und danach eine Entspannung von Körper und Seele herbeizuführen. Nehmen Sie sich in jedem Fall so viel Zeit, dass Sie nach jedem Üben mindestens fünf bis zehn Minuten ausruhen und entspannen können. Das wird Ihnen guttun.

Basisübung zur Aktivierung des Beckenbodens

> Nehmen Sie eine aufrechte Körperhaltung ein. Vielleicht mögen Sie stehen oder lieber sitzen.
> Zur Aktivierung Ihres Beckenbodens ziehen Sie den Afterschließmuskel fest zusammen und heben ihn leicht an. Verschließen Sie den äußeren Scheidenmuskel und heben Sie den Dammpunkt an.
> Mit einem »Klick« ziehen Sie nun Ihren äußeren Harnröhrenverschluss zur unteren Schambeinkante.
> Sollten Sie wahrnehmen, dass sich dabei die einzelnen Muskeln nicht isoliert anspannen lassen, so ist das normal. Alle Beckenbodenmuskeln arbeiten immer zusammen. Es geht beim Üben mehr um die **Konzentration** auf die einzelnen Be-

reiche und nicht so sehr um die isolierte Spannung in einzelnen Muskelpartien.

> Ziehen Sie nun Ihre im Beckenboden aufgebaute Kraft noch mehr in den Beckenraum hinein; stellen Sie sich vor, dass sich ein festes Tuch nach oben wölbt oder Sie die höchste Spitze eines Zirkuszeltes hochziehen, sodass es sich entfaltet und aufbaut.

> Halten Sie diese Spannung über drei bis fünf Atemzüge, und lassen Sie dann mit langsamem, tiefem Einatmen die Spannung wieder los. Nehmen Sie dabei die Bewegung Ihres Beckenbodens zur Entspannung hin sehr genau wahr.

> Sollten Sie sich wundern, dass es anstrengend war, so ist das in Ordnung. Diese Übungen sind anfangs ungewohnt und brauchen Kraft. Mit der täglichen Übungspraxis wird das Gefühl von Anstrengung schnell verschwinden.

Üben Sie, wann immer Sie dafür Zeit finden, drei- bis sechsmal täglich außerhalb eines Sportprogrammes, und Sie werden Ihren Beckenboden nachhaltig stärken. Vergessen Sie danach niemals eine wohlige Entspannungsphase für den Beckenboden, denn wer sich anstrengt, soll auch ausruhen. Vertiefen Sie dafür bewusst Ihr Einatmen, und runden Sie leicht Ihren Rücken.

Diese Grundübung ist auch die Basis für das Aktivieren des Beckenbodens während der folgenden Körperübungen. Hier liegt die Konzentration auf den unterschiedlichen Körperhaltungen in Verbindung mit dem Beckenboden. Bauen Sie im Sinne der Basisübung nur so viel Kraft auf, wie es für die Ausführung der Übung notwendig und möglich ist, damit die einzelnen Übungen Wohlbefinden und Spaß bringen. Ausführliche Anleitungen und noch mehr Fotos zu den beiden Übungsreihen dieses Buches können unter www.kreiselhh.de eingesehen werden.

Übungsreihe 1 – Kraft und Energie entfalten

Lesen Sie die gesamte Übungsreihe, bevor Sie beginnen. Suchen Sie sich dann einen ruhigen Raum, in dem auch Ihr (waches) Kind in Ihrer Nähe sein kann. Ein junges Baby legen Sie für jede Übung in Ihre gerade Blickrichtung, damit Sie ruckartige Bewegungen Ihres Kopfes vermeiden können. Falls es schon krabbelt, lassen Sie sich möglichst wenig ablenken, solange das Kind nicht deutlich nach Ihnen ruft.

Aufwärmen und Sicheinfinden

Birnen pflücken

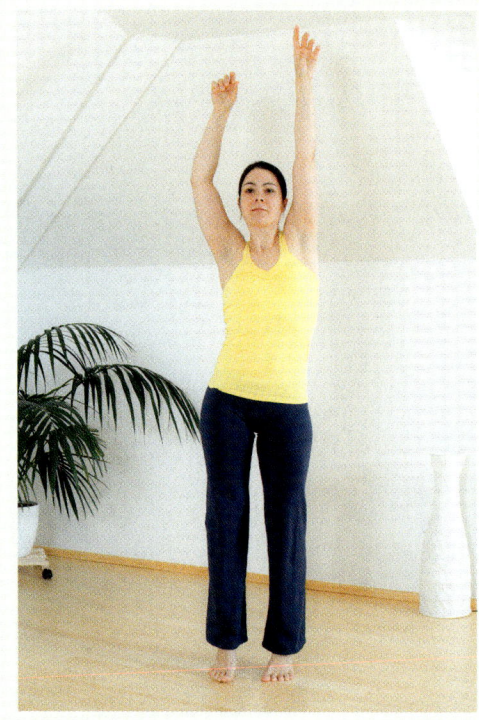

> Heben Sie sich auf die Zehenspitzen, strecken Sie Ihre Arme weit nach oben. Beginnen Sie ein angenehmes Rekeln, Strecken und Recken mit dem ganzen Körper.
> Zwinkern Sie mit Ihrem Beckenboden, heben Sie die Hüften wechselseitig an.
> Strecken Sie die Arme mal rechts mal links etwas höher, und stellen Sie sich vor, Sie pflückten die süßesten Birnen am Baum nur für sich.
> Atmen Sie dabei vertieft und hörbar.
> Lösen Sie langsam die Spannung, schütteln Sie den ganzen Körper kräftig aus, und beginnen Sie dann mit den folgenden Überkreuzübungen. Vielleicht legen Sie dafür schwungvolle Musik auf.

Überkreuzen zu den Knien

> Stellen Sie sich in einen sicheren, nicht allzu breiten Grätschstand, tippen Sie wechselseitig mit der linken Hand an das rechte Knie und umgekehrt.

> Halten Sie dabei den Oberkörper gerade und werden Sie schwungvoller und dynamischer.

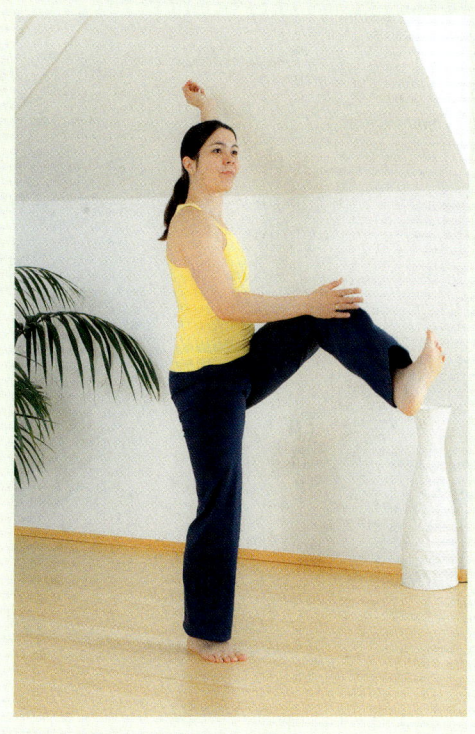

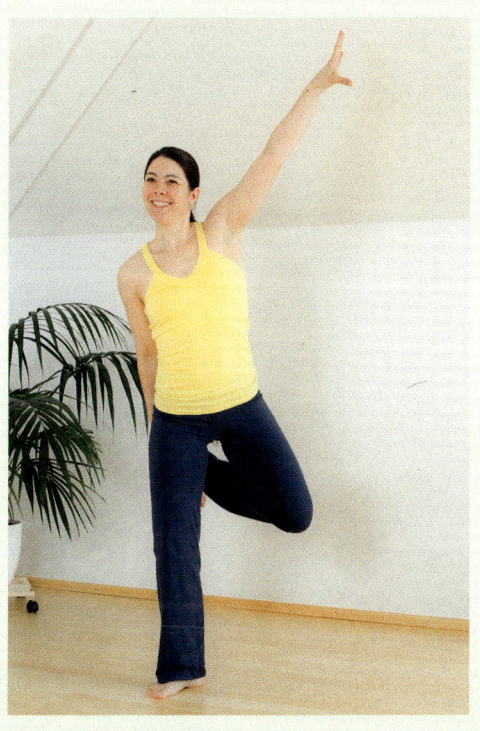

Überkreuzen zu den Fersen

> Versuchen Sie, ohne den weiten Grätschstand zu verlassen und den Bewegungsfluss zu unterbrechen, das Überkreuzen zu den Fersen.

> Tippen Sie hinter Ihrem Gesäß mit der linken Hand an die rechte Ferse und umgekehrt.

> Wechseln Sie nach einigen Wiederholungen wieder von den Knien zu den Fersen.

> Bleiben Sie in fließender Bewegung für 3–5 Minuten. Das wärmt die Muskeln auf und macht den Kopf frei.

Kräfte wecken

Der kraftvolle, aufrechte Stand

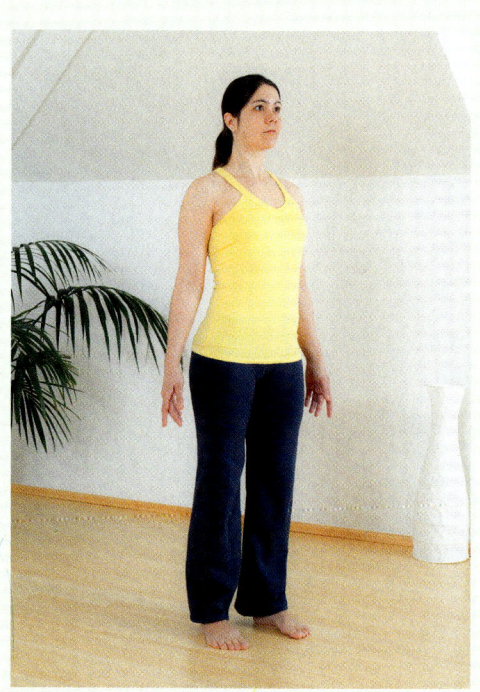

> Stellen Sie Ihre Füße hüftgelenksbreit auf. Finden Sie die Mitte der Leistenlinie. Von diesem Punkt ziehen Sie eine gedachte Linie über die Mitte der Oberschenkel, der Kniescheibe und der Unterschenkel direkt zum Boden. Verlängern Sie diese Linie bis zum 2. Zeh. Die Zehenspitzen des zweiten und dritten Zehs sollten genau geradeaus zeigen.

> Falls Ihnen diese Fußhaltung nicht angenehm sein sollte, stellen Sie sich vor, Sie stehen auf einer Uhr und lassen die Füße minimal nach außen rotieren, sodass der rechte zweite Zeh auf 1 Uhr steht und der linke auf 11 Uhr. Spüren Sie den Fußkontakt zum Boden und betonen Sie die Großzehenballen, die Außenkanten Ihrer Füße und den Mittelpunkt der Fersen.

> Geben Sie jetzt Kraft in Ihre Beine, indem Sie sie strecken, ohne dabei die Kniekehlen komplett durchzudrücken. Spannen Sie die Muskeln der Oberschenkel. Dabei kommt das Gesäß in Spannung, und der untere Bauch darf sich leicht anspannen.

> Aktivieren Sie Ihren Beckenboden (s. Basisübung), bauen Sie dabei nur so viel Spannung auf, wie Sie mühelos über einige Zeit halten können. Betonen Sie noch einmal die Spannung in Gesäß und Beckenboden, und heben Sie Ihre Brustmitte ein klein wenig an. Stellen Sie sich vor, dort öffne sich ein großes Auge und schaue geradeaus oder schräg nach oben.

> Lassen Sie nun die Schultern nach hinten und unten sinken, und ziehen Sie dann die Schulterblattspitzen nach unten in

Richtung Becken, ohne dass die Schulterblätter zueinanderkommen. Verlängern Sie Ihren Nacken, indem Sie ein mini-
males Doppelkinn in Ihrer Kopfhaltung betonen, bleiben Sie
dabei entspannt im Gesicht. Überprüfen Sie noch einmal Ihre Beckenbodenspannung.

> Bleiben Sie in dieser Haltung über 3–5 lange Atemzüge,
dann lösen Sie langsam die Spannung.

Diese anspruchsvolle Übung hat nichts mit Geradestehen im
landläufigen Sinne zu tun. Wundern Sie sich daher nicht über
Ihre völlig veränderte Körperhaltung, wenn Sie die Übung be-
endet haben. Sie stärkt den Rücken, den Beckenboden und das
Selbstbewusstsein und gleicht schnell und effektiv Ihre Alltags-
haltungen beim Stillen und Versorgen des Babys aus.

Stehen wie ein Fels in der Brandung

> Gehen Sie in den aufrechten Stand (s.
vorherige Übung), heben Sie die Arme
so, dass sich die Oberarme neben oder
etwas hinter Ihren Ohren befinden. Die
Schultern bleiben in ihrer Position, und
die Arme ziehen kraftvoll nach oben.
Achten Sie auf Ihre Beckenbodenspannung; sie ist die Basis, aus der der Fels
nach oben wächst.

> Die Übung »Fels in der Brandung«
kräftigt die Rückenmuskulatur, gleicht
Fehlhaltungen aus, aktiviert den Beckenboden und stärkt das Selbstbewusstsein.

> Zum Beenden der Übung senken Sie
die Arme und entspannen Ihren Rücken und den Beckenboden.

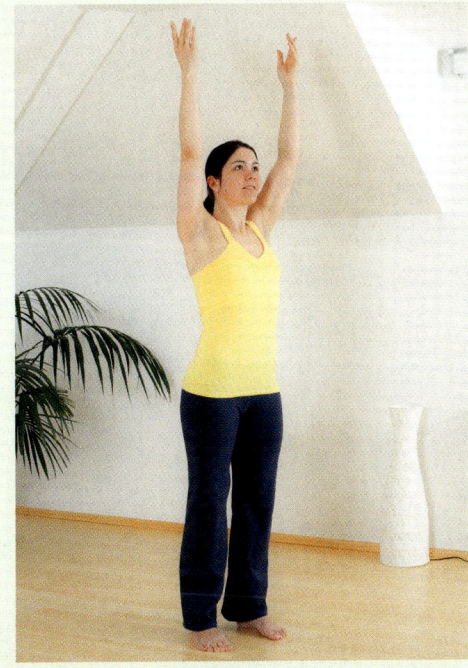

> Möglicherweise brauchen Sie einen entspannten Ausgleich. Lassen Sie sich mit angenehm lockeren Knien nach vorn hängen, bewegen Sie den Kopf leicht in alle Richtungen. Spüren Sie die Dehnung des Rückens. Kommen Sie langsam zurück in eine aufrechte Körperhaltung, indem Sie sich mit den Händen auf den Oberschenkeln abstützen, den Kopf heben und die Schultern nach hinten/unten ziehen. Aktivieren Sie Ihren Beckenboden und kommen Sie mit langem, geradem Rücken wieder nach oben. Wenn Sie Ihren Rücken noch weiter kräftigen möchten, schließen Sie die folgenden Übungen an.

Der halbe Sitz

> Aus der Position »Fels in der Brandung« beugen Sie Ihre Knie und schieben das Gesäß nach hinten.
> Halten Sie aktive, kraftvolle Beckenbodenspannung und einen langen, geraden Rücken.
> Ihre Arme sind weiterhin gestreckt.
> Atmen Sie drei- bis fünfmal vertieft.

Die ausgebreiteten Vogelschwingen

> Beginnen Sie aus der Stellung »Der halbe Sitz«. Beugen Sie Ihre Knie weiter, und senken Sie den Oberkörper mit lang gezogenem Rücken noch etwas tiefer. Halten Sie aktive Beckenbodenspannung.
> Strecken Sie Ihre Arme in Schulterhöhe weit zur Seite wie ausgebreitete Flügel. Verbleiben Sie auch in dieser Position für 3 – 5 Atemzüge.

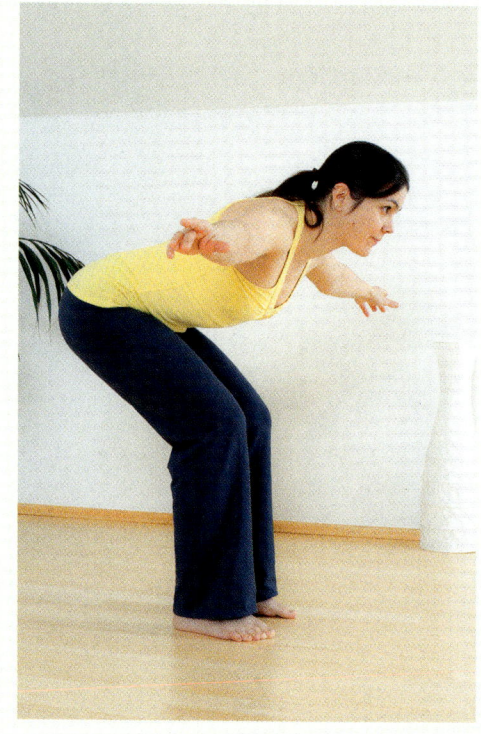

> Zum Auflösen begeben Sie sich zunächst wieder in den »halben Sitz«, richten sich noch einmal kraftvoll auf in den »Fels in der Brandung« und senken dann die Arme, lockern den Stand. Zum Ausgleich kann es angenehm sein, den Oberkörper mit gebeugten Knien nach vorn auszuhängen. Die Übungen stärken Rücken- und Rumpfmuskulatur und kräftigen die Beine.

Oberkörper und Schultern dehnen und entspannen

Der Halbmond

> Überkreuzen Sie mit dem rechten Fuß den linken. Aktivieren Sie Ihren Beckenboden.

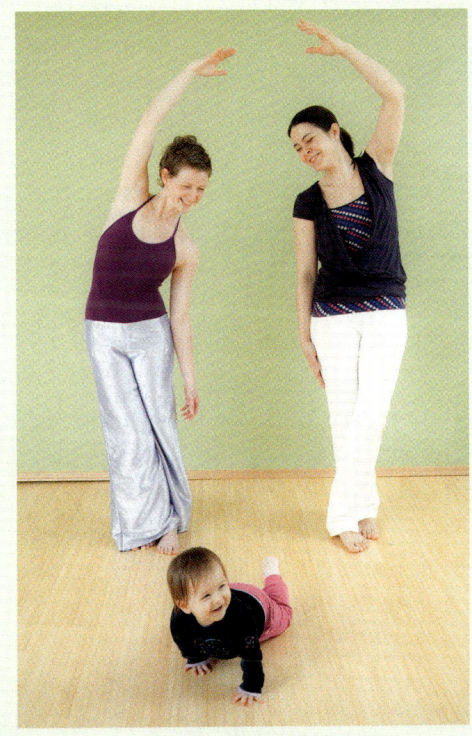

> Heben Sie den rechten Arm und ziehen ihn aus der Schulter heraus noch ein wenig mehr nach oben. Neigen Sie Ihren Oberkörper nun zur linken Seite, und lassen Sie den rechten Arm leicht gebeugt über dem Kopf schweben, wie das obere Ende einer Mondsichel. Um die Übung aufzulösen, heben Sie zunächst nur den rechten Arm wieder hoch. Stellen Sie sich vor, von der Decke hänge ein Seil herab. Fassen Sie das Seil, spannen Sie den Beckenboden noch einmal kräftig, und ziehen Sie den Oberkörper mithilfe des Seils zurück in die Mitte.

> Wiederholen Sie zur rechten Seite.

> Diese Übung dehnt und löst Spannungen in den Körperseiten.

Schultern dehnen und lockern

> Kommen Sie in einen lockeren, aufrechten Stand. Strecken Sie die Arme in Schulterhöhe nach vorn, falten Sie die Hände, lassen Sie das Kinn zur Brust sinken. Aktivieren Sie den Beckenboden im Sinne der Basisübung.

> Ziehen Sie nun die Arme weiter nach vorn, bis Sie eine angenehme Dehnung im Bereich der Schulterblätter verspüren. Bleiben Sie in dieser Position für 3 – 5 Atemzüge, und richten Sie den Atem in Ihren oberen Rücken zwischen die Schulterblätter und verstärken Sie während des Ausatmens die Dehnung ein wenig, indem Sie die Arme noch etwas weiter nach vorn ziehen.

> Senken Sie die Arme ab, dehnen Sie kurz Ihre Brustmitte; denken Sie dabei an das geöffnete Auge im Brustbein. Nehmen Sie den lockeren, aufrechten Stand wieder ein, führen Sie Schultern und Arme nach hinten und unten. Falten Sie die Hände hinter dem Gesäß, und aktivieren Sie Ihren Beckenboden. Ziehen Sie zunächst die gefalteten Hände ein wenig nach unten, heben Sie dann die Arme so weit an, bis die angenehme Dehnung in der Vorderseite des Brustkorbs zu spüren ist. Achten Sie dabei auf einen langen Rücken. Bleiben Sie in dieser Position für 3 – 5 Atemzüge und richten Sie dabei den Atem in die Brustbeinmitte.

> Sollten Sie eine starke Hohlkreuzhaltung verspüren, so beugen Sie in dieser Übung Ihre Knie, damit sich das Steißbein leichter absenken kann. Zum Auflösen senken Sie erst die Arme wieder ab und entfalten dann Ihre Hände.

> Die Übung dehnt und löst Spannungen im oberen Rücken besonders im Bereich der Schulterblätter.

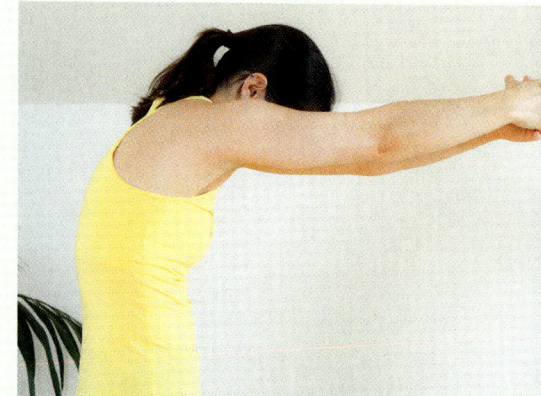

Entspannung für Nacken und Schultern

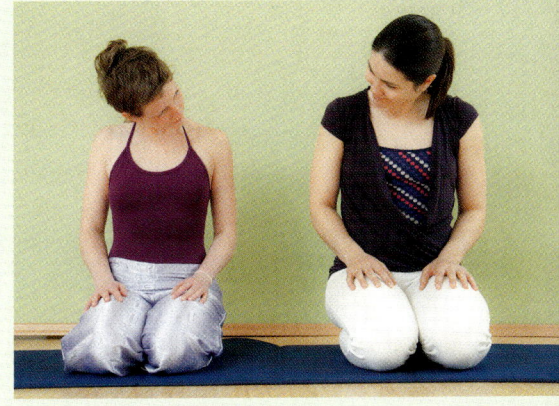

> Setzen Sie sich auf die Fersen oder in einen anderen aufrechten Sitz. Halten Sie Ihren Rücken lang, und lassen Sie das Kinn zur Brust sinken, ohne dass sich der Oberkörper dabei nach vorn neigt. Drehen Sie nun den Kopf sehr langsam von Seite zu Seite, als wollte das Kinn über das Schlüsselbein zur Schulter streben.

> Wiederholen Sie die Bewegung des Kopfes in jede Richtung fünf- bis zehnmal Mal.

> Lassen Sie den Kopf noch einmal langsam zur Brust sinken und heben Sie ihn, bis Sie wieder geradeaus blicken. Drehen Sie ihn abschließend langsam zur einen und zur anderen Schulter, wie langsames Kopfschütteln. Spüren Sie die angenehme Dehnung in Ihrer Nackenmuskulatur. Zum Ausgleich rollen Sie Ihre Schultern einige Male nach hinten und unten.

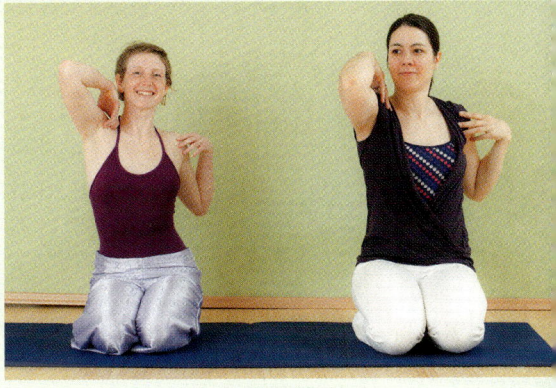

> Legen Sie nun Ihre Hände so auf die Schultern, dass die Daumen hinten liegen. Beschreiben Sie schwungvoll 10–20 große Kreise mit den Ellenbogen. Der Oberkörper darf etwas mitrotieren. Atmen Sie dabei vertieft, vielleicht spüren Sie, wie Ihr Atem durch die Bewegung neue Räume findet. Lockern Sie dann den gesamten Oberkörper gründlich und entspannen Sie Ihre Beine.

> Die Übungen entspannen Ihre Nackenpartie und die Schultergelenke.

Die Wirbelsäule mobilisieren

Die Katze

> Begeben Sie sich in die »Vierfußstellung«. Die Hände liegen in gerader Linie unter den Schultern, die Finger sind gespreizt, die Knie sind hüftgelenksbreit geöffnet, etwa im gleichen Abstand wie die Fußstellung im »Aufrechten Stand«. Achten Sie auf einen langen, geraden Rücken wie bei einer stehenden Katze.

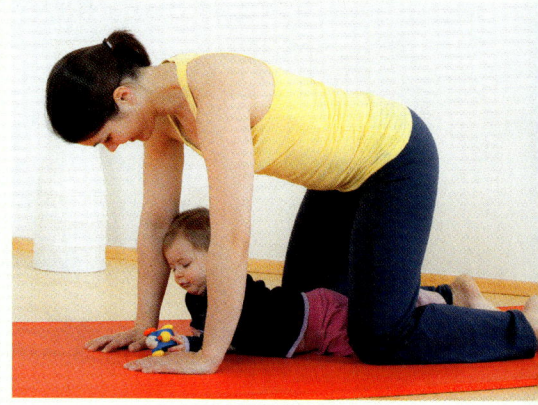

> Aktivieren Sie Ihren Beckenboden leicht. Schieben Sie nun das Becken so nach vorn, dass der untere Rücken sich rundet, dabei zieht das Steißbein nach unten und der Bauchnabel wird eingezogen. Verlängern Sie diese Rundung aufwärts bis zur Brustwirbelsäule, und stemmen Sie sich mit den Händen weiter nach oben. Lassen Sie den Kopf sinken und genießen Sie die Dehnung des Rückens in diesem runden Katzenbuckel. Ziehen Sie das Becken zurück in

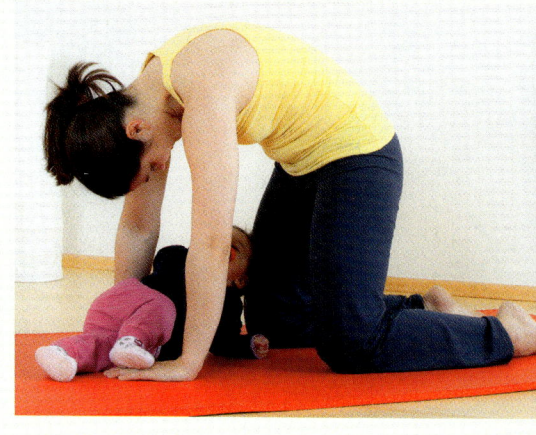

die gerade Position, heben Sie den Kopf und spüren Sie wieder den langen, geraden Rücken.

> Wiederholen Sie im Wechsel fünf- bis zehnmal. Atmen Sie im Fluss der Bewegung tief ein und aus. Zum Ausgleich setzen Sie sich auf Ihre Fersen, legen den Oberkörper auf Ihre Oberschenkel und die Stirn auf den Boden. Die Arme können locker nach vorn oder nach hinten abgelegt werden.

> Die Übung löst Spannungen im gesamten Rücken und hält die Wirbelsäule beweglich.

Den Rücken stärken und strecken

Das umgekehrte V

> Aus der vorherigen Stellung heraus führen Sie die Arme nach vorn. Sie liegen parallel etwa schulterbreit ausgestreckt. Aktivieren Sie den Beckenboden mit der Basisübung. Strecken Sie die Arme schulterweit bis in die Fingerspitzen, heben Sie den Kopf und die Brust, und drücken Sie die Handballen kraftvoll in den Boden. Kommen Sie in einen runden Katzenbuckel, dann in den geraden Rücken. Stellen Sie die Zehen auf, strecken Sie die Beine und heben Sie das Gesäß hoch.

> In der Vorstellung, Ihr Steißbein strebe hoch zum Himmel, wird der Rücken sehr lang und gedehnt. Der ganze Körper bildet ein umgedrehtes V. Ihr Hinterkopf verlängert Ihre Nackenlinie, oder Sie lassen den Kopf entspannt hängen. Das Brustbein strebt nach unten/hinten.

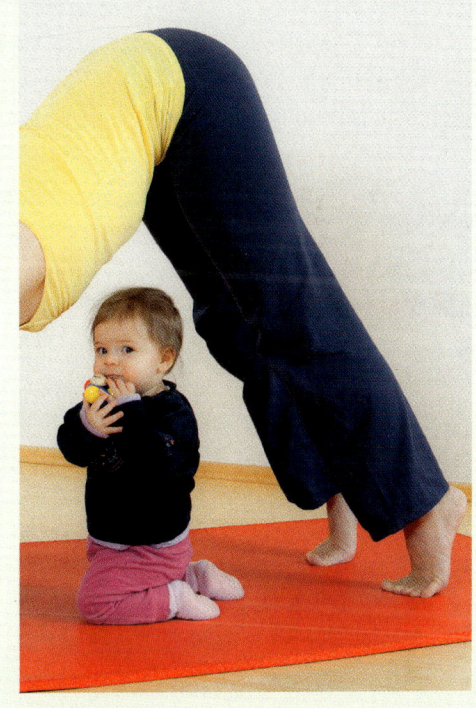

> Aktivieren Sie wieder den Beckenboden und ziehen Sie den unteren Bauch ein. Senken Sie die Knie langsam wieder ab und begeben Sie sich in die Ausgangsstellung. Wiederholen Sie diese Abfolge drei- bis zehnmal.

> Entspannen Sie in der zusammengerollten Haltung und genießen Sie das belebte Gefühl im Rücken.

> Die Übungsfolge gibt Kraft im oberen Rücken, streckt und dehnt die gesamte Rückseite und kräftigt die Bauch- und Rumpfmuskulatur.

> Wenn Ihr Baby sich noch nicht selbstständig bewegt, legen Sie es vor sich, zwischen Ihre Hände oder Unterarme.

Atmen und wachsen

> Wenn Sie Ihre Körperrückseite noch ein wenig mehr dehnen und beweglicher machen möchten, kommen Sie noch einmal in das umgedrehte V wie in der vorherigen Übung. Atmen Sie bewusst ein. Im kommenden Ausatmen beugen Sie Ihre Knie, der Rücken bleibt lang gezogen und die Kopfhaltung unverändert.

> Mit dem nächsten Einatmen die Beine wieder strecken, Zehenspitzenhaltung. Im Ausatmen senken Sie Ihre Fersen so weit zum Boden, bis Sie eine angenehme Dehnung in den Rückseiten der Beine spüren.

> Wiederholen Sie diese Abfolge drei- bis fünfmal oder öfter, wenn sie Ihnen guttut. Zum Abschluss senken Sie die Knie langsam wieder zum Boden, denken Sie dabei unbedingt an die Spannung im Beckenboden und im Unterbauch. Entspannen Sie sich in der kleinen Pakethaltung.

> Diese Übungsfolge gibt Kraft im oberen Rücken, streckt und dehnt Ihre gesamte Rückseite und kräftigt die Bauch- und Rumpfmuskulatur. Zusätzlich dehnt sie ausgiebig die Muskeln in Ihren Beinrückseiten.

Rücken und Bauch in einer Einheit

Knielift

> Begeben Sie sich erneut auf Hände und Knie in den Vierfüßlerstand. Stellen Sie Ihre Zehen auf, und aktivieren Sie den Beckenboden sehr kraftvoll. Richten Sie die Aufmerksamkeit auf Ihren Atem, und heben Sie die Knie im kommenden Ausatmen 5 cm hoch. Mit dem nächsten Einatmen senken Sie die

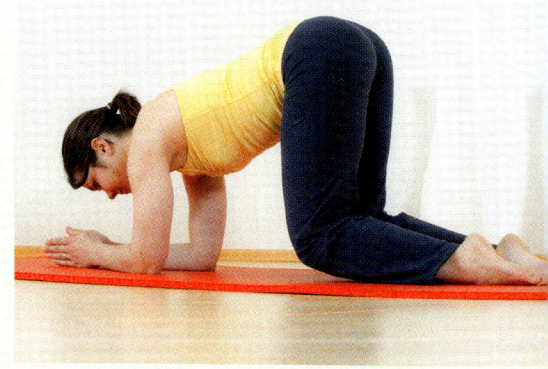

Knie ab, spannen den Beckenboden wieder kraftvoll und heben die Knie über die Länge des Ausatmens an.

> Wiederholen Sie dies fünf- bis zehnmal.

> Als kleine Steigerung können Sie die Knie einige Atemzüge lang in der Luft schweben lassen.

> Beenden Sie die Übung, bevor die Kraft im Beckenboden nachlässt. Probieren Sie ein weiteres Mal, ohne die Zehen aufzustellen.

> Falls Ihnen beim Üben die Handgelenke schmerzen, machen Sie im Unterarmstütz weiter; dabei sollten die Ellenbogen genau unter den Schultern stehen.

> Die Übung kräftigt die gesamte Rumpfmuskulatur und unterstützt die Beckenbodenspannung.

Knielift dynamisch

> Für noch mehr Kraft in der Körpermitte und zur zusätzlichen Aktivierung des Beckenbodens probieren Sie diese anspruchsvolle Steigerung: Gehen Sie in den Knielift wie oben beschrieben. Wenn Sie mögen, benutzen Sie für Ihren Handstütz eine flexible Unterlage, z. B. eine weiche Decke oder ein Ballkissen; das erhöht die Anforderung an Ihr Gleichgewicht.

> Ob Sie ihn im Vierfüßlerstand oder auf den Unterarmen ausführen möchten, entscheiden Sie selbst. Probieren Sie aus, ob Sie dabei lieber auf den Zehenspitzen stehen möchten oder auf dem Fußspann.

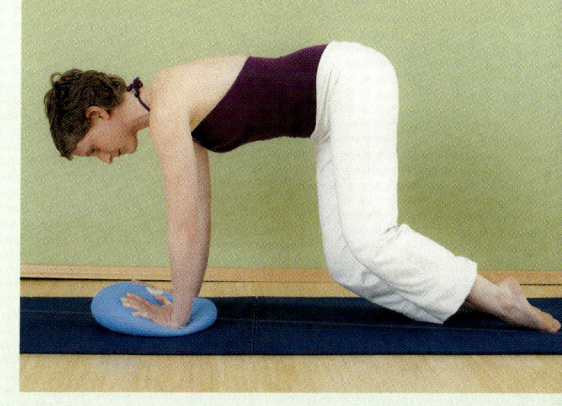

> Heben Sie die Knie etwas höher als 5 cm. Behalten Sie Kraft im Beckenboden, der untere Bauch wird etwas eingezogen. Senken Sie nun abwechselnd das rechte und das linke Knie nach un-

ten ab, ohne dabei auf dem Boden aufzukommen. Die Hüften schieben dabei aufwärts und abwärts. Holen Sie sich Kraft und Energie über einen vertieften Atem.

> Beenden Sie die Übung, bevor die Spannung im Beckenboden und Unterbauch nachlässt. Wiederholen Sie zwei- bis dreimal über 3–5 Atemzüge, wenn die Spannung im Beckenboden gehalten werden kann.

> Wenn Sie beim »statischen Knielift« (s. o.) noch sehr viel Kraft aufbringen müssen, warten Sie mit dem dynamischen Knielift noch eine Weile. Niemals überanstrengen!

Die Flügel heben und die Mitte stärken

> Nehmen Sie die Knie-Ellenbogen-Lage ein und achten Sie auf eine senkrechte Oberarmposition. Aktivieren Sie den Beckenboden. Heben Sie nun einen angewinkelten Ellenbogen ohne Anstrengung so weit seitlich an, wie es angenehm ist. Folgen Sie dem Ellenbogen mit den Augen, indem Sie den Kopf drehen. Das Kinn bleibt leicht nach unten gezogen.

> Wenn Sie zusätzlich Ihre seitlichen Bauchmuskeln stärken wollen, drücken Sie den auf dem Boden liegenden Unterarm während der Bewegung kräftig in den Boden. Dabei bleibt der Rücken lang und das Becken fixiert. Wechseln Sie zur anderen Seite.

> Vielleicht ist es hilfreich, im Rhythmus des Atems zu üben. Probieren Sie aus: im Einatmen Ausgangsposition, im Ausatmen Beckenboden aktivieren, einen Ellenbogen anheben und den anderen Unterarm in die Unterlage drücken. Im kommenden Einatmen gehen Sie in die Ausgangsposition zurück und wechseln im nächsten Ausatmen zur anderen Seite.

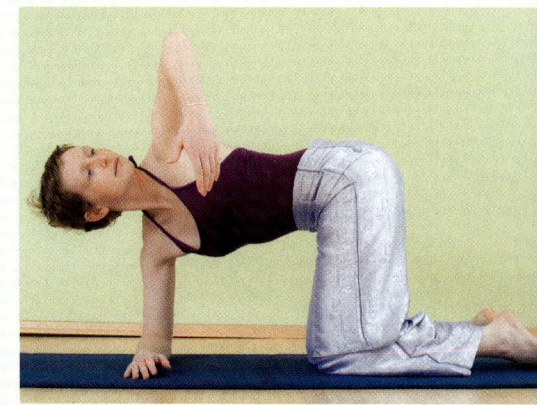

> Wiederholen Sie dies fünf- bis zehnmal zu jeder Seite. Entspannen Sie zum Abschluss in der kleinen Pakethaltung.

> Diese Übung dehnt den Brustkorb, gibt Kraft für die Schultern und die schräge Bauchmuskulatur.

Flankendehnung

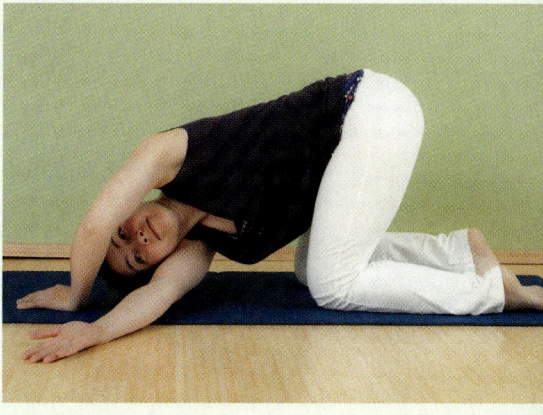

> Gehen Sie in den Vierfüßlerstand wie in der Übung »Katze«, jedoch setzen Sie die Hände etwas weiter nach vorne. Lösen Sie die rechte Hand vom Boden, und schieben Sie sie unter dem linken Ellenbogen hindurch. Die Handfläche ist geöffnet und zeigt nach oben. Folgen Sie Ihrer rechten Hand mit dem Kopf, bis er seitlich auf dem Boden aufliegt. Das Kinn ist dabei leicht eingezogen. Schieben Sie Ihren Arm noch etwas weiter nach vorn/oben. Das Becken bleibt in einer geraden Position.

> Verbleiben Sie in dieser Dehnung über 2–3 Atemzüge. Aktivieren Sie nun kraftvoll Ihren Beckenboden, ziehen Sie den rechten Arm zurück, und kommen Sie wieder in die Ausgangsposition.

> Wiederholen Sie zur anderen Seite. Dehnen Sie sich in dieser Übung drei- bis fünfmal zu jeder Seite. Finden Sie dann einen angenehmen Ausgleich in einer runden Körperhaltung.

> Wenn Sie mögen, kommen Sie in die zusammengerollte Haltung. Die Arme liegen an Ihren Körperseiten, die Hände sind zu den Füßen ausgerichtet. Achten Sie darauf, dass die Unterarme und Ellenbogen auf dem Boden liegen. Dann entspannen die Schultern nachhaltig.

> Die Übung dehnt die Seiten des Brustkorbs bis in die Taille, löst Spannungen der Schulterblätter und stärkt die Schultern.

Die Schlange und der Vogel

> Mit der Stirn auf dem Boden liegen –
  sich wie eine Schlange aufrichten –
  wie ein Vogel abwärtsgleiten.

> Legen Sie sich auf einer nicht zu wei-
  chen Unterlage auf den Bauch. Sind Sie
  sehr empfindlich im unteren Rücken,
  legen Sie zusätzlich ein Kissen unter
  Ihr Becken, ggf. auch unter die Brüste,
  wenn sie in Bauchlage sehr gedrückt
  werden. Ihre Stirn liegt auf dem Boden, die Hände befinden sich unter den
  Schultern. Achten Sie darauf, dass die
  Ellenbogen eng am Brustkorb liegen.
  Schieben Sie nun Ihr Schambein in
  die Unterlage, und aktivieren Sie den
  Beckenboden mit der Basisübung.

> Heben Sie den Kopf und das Brustbein
  an wie eine Schlange, die sich aufrich-
  tet. Stellen Sie sich vor, in der Brust-
  beinmitte befinde sich ein großes Au-
  ge, das sich weit öffnet.

> Lösen Sie die Hände vom Boden, und
  strecken Sie die Arme weit nach hin-
  ten. Dabei ziehen die Schulterblätter
  nach unten in Richtung Becken. Halten Sie Ihren Beckenboden in Spannung, und heben Sie die Beine vom
  Boden ab wie ein Vogel, der in schnel-
  lem Flug abwärtsgleitet. Verbleiben Sie
  in dieser Position über 2 – 3 Atemzüge.
  Senken Sie dann Ihre Arme und Beine
  wieder ab, legen Sie die Hände überei-

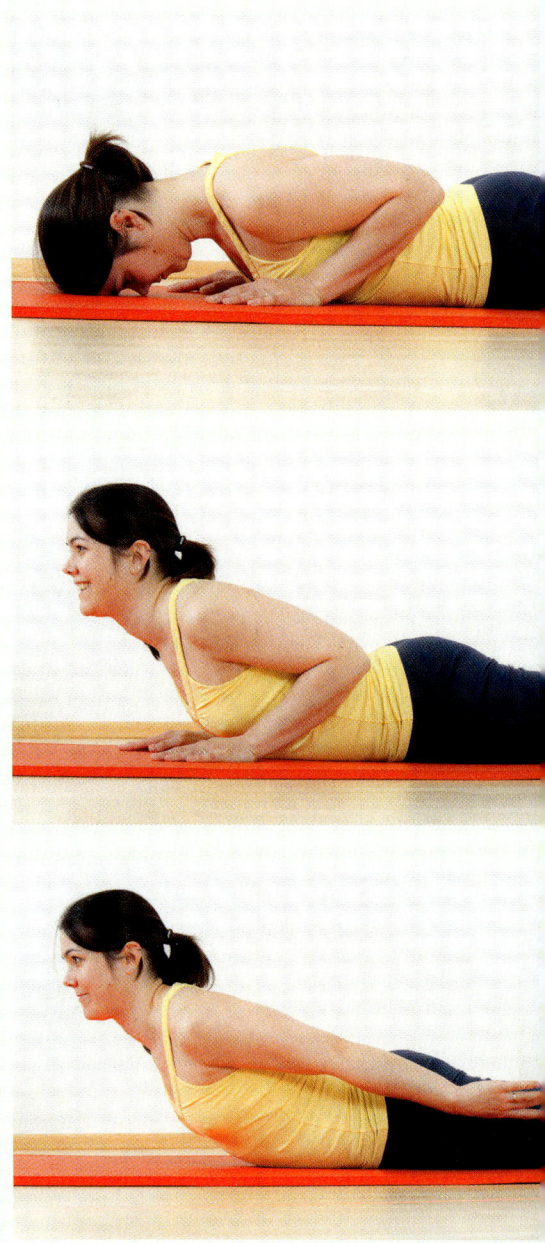

nander und die Stirn darauf. Lassen Sie den Kopf auf den Händen ruhen, bis Ihre Rückenmuskulatur sich entspannt. Danach drehen Sie sich in die Rückenlage, umfassen mit beiden Händen die Oberschenkel und ziehen sie an Ihren Bauch. Bleiben Sie in dieser Haltung, ohne dabei den Kopf zu heben, dann dehnt und entspannt sich die Muskulatur im unteren Rücken.

> Die Übung stärkt die obere und die untere Rückenmuskulatur und öffnet den Brustkorb.

> Achtung: Bei sehr starken Beschwerden im unteren Rücken oder Vorerkrankungen im Bereich der Lendenwirbelsäule vermeiden Sie diese Übung.

Die Zugbrücke

> Bleiben Sie in der Rückenlage und stellen Sie Ihre Füße unter den Knien hüftgelenksweit auf. Wenn Ihr Baby bei Ihnen ist, legen Sie es zwischen Ihre Füße, erweitern Sie dann aber den Abstand zwischen den Füßen. Aktivieren Sie den Beckenboden, betonen Sie die Spannung unter dem Schambein.

> Heben Sie das Becken und den Rücken an in der Vorstellung, die Beckenbodenspannung ziehe das Becken in die Höhe. Kommen Sie so in eine Brücke, bis Sie die Spitzen Ihrer Schulterblätter spüren können. Achten Sie dabei auf einen langen Rücken, und vermeiden Sie ein extremes Hohlkreuz.

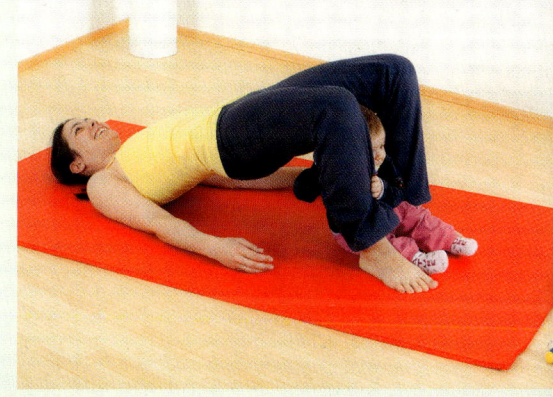

> Lassen Sie nun den Beckenboden frei, und rollen Sie langsam die Wirbelsäule wieder abwärts, Wirbel für Wirbel, wie eine Perlenkette.

> Wiederholen Sie drei- bis fünfmal, und genießen Sie diese weiche Beweglichkeit Ihrer Wirbelsäule.

> Die Übung löst Spannungen im unteren Rücken, dehnt den Nacken und stärkt die rückwärtigen Beinmuskeln.

Tretboot

> Bleiben Sie in der Rückenlage mit aufgestellten Füßen, aber legen Sie sich eine gefaltete Decke, ein Sitzballkissen oder (für Fortgeschrittene) einen Softball unter das Becken. Aktivieren Sie den Beckenboden.

> Heben Sie die Beine so an, dass die Oberschenkel senkrecht und die Unterschenkel parallel zum Boden ausgerichtet sind. Die Arme sind neben dem Oberkörper oder über dem Kopf abgelegt – was Sie angenehmer finden.

> Beginnen Sie nun die Füße nach vorn und zurückzubewegen, als ob Sie in einem kleinen Tretboot sitzen würden. Achten Sie unbedingt darauf, dass sich die Stellung des Beckens und des unteren Rückens nicht verändert und die Spannung im Beckenboden nicht nachlässt.

> Die Übung erfordert viel Kraft in der Bauchmuskulatur und im Beckenboden. Falls Ihnen das anfangs zu anstrengend erscheint, heben Sie die Unterschenkel ein wenig mehr an und vergrößern den Winkel zwischen Ober- und Unterschenkel. Fahren Sie Tretboot zunächst über 3 – 5 Atemzüge, und steigern Sie die Dauer der Übung, je kräftiger Sie werden.

> Zur Entspannung der Bauchmuskeln stellen Sie zum Abschluss die Füße wieder auf den Boden und atmen tief in den Bauch. Sollten Sie Spannung im unteren Rücken verspüren, wiederholen Sie zum Ausgleich die »Zugbrücke«. Die Übung stärkt die schräge und gerade Bauchmuskulatur, den Beckenboden und den unteren Rücken.

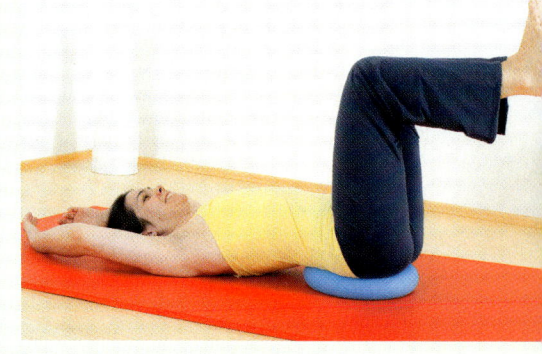

Langsame Schritte

> Behalten Sie die Ausgangsposition der »Tretbootübung« bei, und aktivieren Sie erneut den Beckenboden. Bewegen Sie nun den rechten Fuß sehr langsam nach vorn und dann nach unten, als wollten Sie einen Schritt in der Luft machen. Der Effekt der Übung zeigt sich im gemächlichen Tempo.

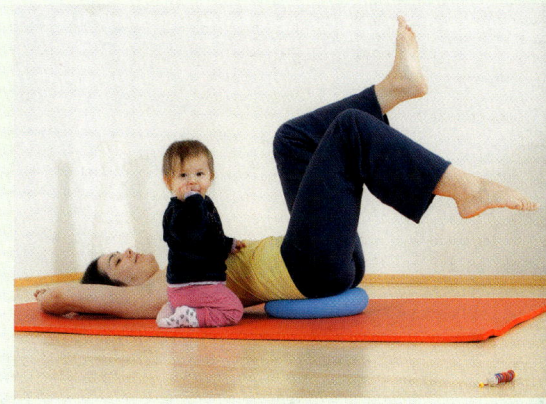

> Die Zehenspitzen müssen nicht den Boden berühren; ausschlaggebend ist, dass der Beckenboden seine Kraft behält und der untere Rücken immer in der gleichen Position bleibt.

> Wiederholen Sie die Bewegung mit dem linken Bein. Wiederholen Sie insgesamt zwei- bis fünfmal je Seite.

> Stellen Sie zum Abschluss die Füße wieder auf den Boden, atmen Sie tief in den Bauch, um die Bauchmuskeln zu entspannen. Sollten Sie Spannung im unteren Rücken verspüren, wiederholen Sie zum Ausgleich die »Zugbrücke«.

> Die Übung stärkt die schräge und gerade Bauchmuskulatur, den Beckenboden und den unteren Rücken.

Hüftschwung

> Behalten Sie die Ausgangsposition der Übung »Tretboot« mit der leichten Erhöhung des Beckens durch eine Decke, Ballkissen oder Softball bei. Entscheiden Sie selbst, ob Sie Ihre Arme neben dem Oberkörper oder über dem Kopf ablegen möchten. Aktivieren Sie Ihren Beckenboden im Sinne der Grundübung. Heben Sie nun nacheinander die Beine in eine gestreckte Position nach oben. Bewegen Sie Ihre Hüften zu beiden Seiten, ohne dass das Gesäß von der Unterlage abhebt. Stellen Sie sich einen eher langsamen Schwung zur Seite vor. Bleiben

Sie kurz in dieser Stellung des Beckens und schwingen Sie dann zur andern Seite.

> Ihre Bauchmuskeln und die Muskulatur des unteren Rückens werden Ihnen schnell den Effekt dieser Übung deutlich machen: Sie stärkt die seitlichen Bauchmuskeln, den unteren Rücken und den Beckenboden. Liegen Sie auf einer flexiblen Unterlage (Ballkissen oder Softball), so ist Ihre Balance hier sehr gefragt.

> Üben Sie so, dass Sie ein sicheres Körpergefühl behalten. Schwingen Sie zu beiden Seiten zehn- bis 15-mal, steigern Sie nach Belieben, wenn Sie sich sicher und kraftvoll fühlen. Stellen Sie zum Abschluss die Füße wieder auf den Boden, und atmen Sie tief in den Bauch, um die Bauchmuskeln zu entspannen. Sollten Sie Spannung im unteren Rücken verspüren, wiederholen Sie zum Ausgleich die »Zugbrücke«.

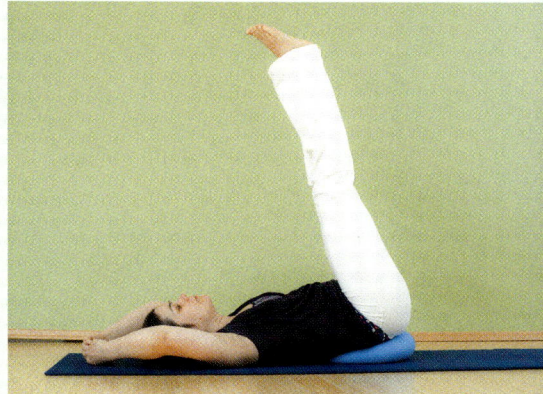

Übungsreihe beenden

> Nehmen Sie sich einige Minuten zur Entspannung. Legen Sie sich gerade ausgerichtet auf eine weiche Unterlage. Wenn Sie sehr empfindlich im unteren Rücken sind, legen Sie sich ein dickes Kissen unter die Knie. Schließen Sie die Augen, lösen Sie alle Spannung in Ihren Gliedern. Legen Sie Ihren Kopf mit seinem ganzen Gewicht in die Unterlage. Lassen Sie Ihre Schultern sinken, so wie es Ihnen angenehm ist. Spüren Sie, wie Ihr Rücken aufliegt, schmiegen Sie ihn in den Boden, ohne dabei Spannung zu erzeugen. Lassen Sie Ihren Beckenboden los und entspannen Sie Ihre Beine. Spüren Sie Ihr Körpergewicht auf der Unterlage, und ruhen Sie sich aus, mindestens fünf Minuten lang.

Übungsreihe 2 – Balance im Alltag

Die moderne Beckenbodenschule lehrt, dass wir, neben gezielten, kräftigenden Übungen, den Beckenboden auch während Alltagstätigkeiten aufwecken und aktivieren können – vor allem durch das Einnehmen einer aufrechten Körperhaltung und schwungvolle Hüft- und Beckenbewegungen.

Wenn Sie öfter dynamische Übungen für Ihre Beckenbeweglichkeit machen und dadurch die Hüftgelenke in eine unterschiedliche Höhe bringen, erwacht die Muskulatur des Beckenbodens und wird durch häufiges Üben flexibler. Jede Außenrotation der Hüftgelenke unterstützt dies zusätzlich. Das geht ganz leicht, wenn Sie ab und zu die Knie zur Seite führen oder die Füße mit den Zehenspitzen etwas auswärtsstellen. Dabei reicht aus, den Beckenboden leicht und zwinkernd zu aktivieren.

Sie können die folgenden Übungen alternativ zur Übungsreihe 1, als Tagesprogramm ausführen. Der Beckenboden erfährt aber auch schon viel Unterstützung, wenn Sie alle hüftschwingenden Bewegungen in Ihren Tagesablauf integrieren:

> Tänzeln Sie hinter Ihrem Kinderwagen her, statt ihn einfach nur zu schieben.
> Umfassen Sie die Kinderwagengriffe von unten, dadurch richtet sich der Oberkörper automatisch auf, und Sie kommen in eine aufrechtere Körperhaltung.
> Kicken Sie imaginäre Luftballons mit Ihren Hüften zur Seite, wenn Sie durch Ihren Hausflur laufen, oder beschreiben Sie weite Kreise mit den Knien nach außen, wenn Sie länger telefonieren.

Aufwärmen und Sicheinfinden

> Wärmen Sie sich einige Minuten auf, wie es schon für die erste Übungsreihe beschrieben wurde.

> Gehen Sie anschließend durch den Raum und schwingen Sie so mit den Hüften, dass die Luftballons zur Seite wegfliegen.

> Nehmen Sie einen hüftgelenksbreiten Stand ein und kreisen Sie ausgiebig mit dem Becken.

> Diese Bewegungen wärmen und wecken auch den Beckenboden auf.

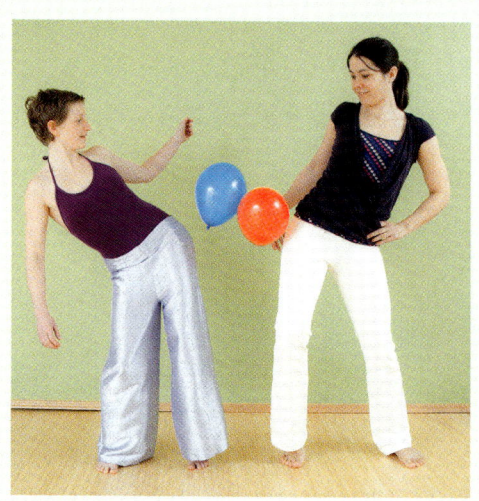

Kraft in Balance

Suchen Sie sich für diese Übungen eine Erhöhung für einen Fuß (eine gefaltete Decke, ein dickes Buch ...).

Balance im Stand

> Stellen Sie einen Fuß auf die Erhöhung, und lassen Sie den anderen Fuß in gleicher Höhe schweben. Das Standbein kann etwas gebeugt sein, wenn Sie so sicherer stehen. Aktivieren Sie den Beckenboden mit der Basisübung. Bringen Sie Ihren unteren Bauch leicht in Spannung, und heben Sie leicht das Brustbein. Ihre Schultern sinken nach hinten/unten, und Sie stehen für einen Moment sehr aufrecht und gerade im Gleichgewicht. Lassen Sie Ihren Atem dabei ruhig fließen, und fixieren Sie

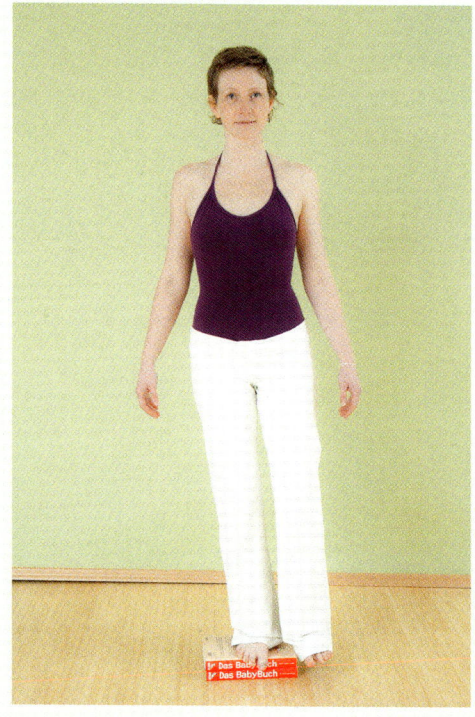

mit den Augen einen Punkt auf dem Boden oder an der Wand; dies erhöht die Konzentration und unterstützt Ihre Ruhe. Ohne die aufrechte Haltung zu verlassen, senken Sie nun den schwebenden Fuß einige Zentimeter zum Boden, ohne ihn abzusetzen. Heben Sie den Fuß wieder an, und bringen Sie ihn über das Niveau des stehenden Fußes. Beide Beine bleiben dabei gerade, die Bewegung kommt aus der Hüfte. Wiederholen Sie 10- bis 20-mal auf jeder Seite. Verlassen Sie dann die Erhöhung, und lockern Sie Ihre Beine und Hüften. Die Übung stärkt Bein-, Hüft- und Gesäßmuskulatur sowie den unteren Rücken und den Beckenboden, unterstützt das Gleichgewicht und eine aufrechte Körperhaltung.

Am goldenen Faden

> Stellen Sie sich erneut in die Balance auf die Erhöhung, und aktivieren Sie Ihren Beckenboden. Heben Sie nun das freie Knie bis in Hüfthöhe an und den Arm der gleichen Seite parallel dazu. Stellen Sie sich vor, das Knie hänge an einem goldenen Faden. Ziehen Sie das Knie an dem goldenen Faden hoch, und lassen Sie es wieder sinken. Bleiben Sie dabei in Ihrer aufrechten Haltung. Atmen Sie ruhig und entspannt. Wiederholen Sie 10- bis 20-mal auf jeder Seite. Verlasssen Sie die Erhöhung, lockern Sie Ihr Standbein. Die Übung stärkt die Bein-, Hüft- und Gesäßmuskulatur, den unteren Rücken und den Beckenboden sowie den Gleichgewichtssinn, eine aufrechte Körperhaltung und die Beweglichkeit der Hüftgelenke.

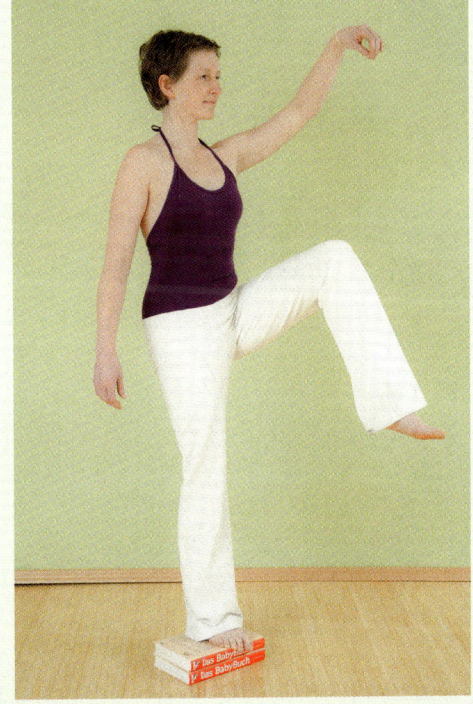

Halber Hampelmann

> Stellen Sie sich erneut in die Balance im Stand auf die Erhöhung, und aktivieren Sie Ihren Beckenboden.

> Drehen Sie den freien Fuß auswärts, und heben Sie das gestreckte Bein seitlich an. Ziehen Sie es zurück zur Mitte und heben Sie es erneut. Um das Gleichgewicht zu unterstützen, fixieren Sie wieder einen Punkt in der Ferne oder auf dem Boden und strecken die Arme in Schulterhöhe seitlich aus. In aufrechter Körperhaltung wiederholen Sie 10- bis 20-mal auf jeder Seite.

> Verlassen Sie die Erhöhung, und beschreiben Sie abschließend große Kreise mit Ihren Knien. Schütteln Sie die Beine gründlich aus, und lockern Sie das Becken. Falls Sie Spannung im unteren Rücken spüren, beugen Sie Ihre Knie und lassen Sie den Oberkörper über den Beinen locker aushängen. Die Übung stärkt Bein-, Hüft- und Gesäßmuskulatur, den unteren Rücken und den Beckenboden sowie den Gleichgewichtssinn, eine aufrechte Körperhaltung und die Beweglichkeit der Hüftgelenke. Auch wenn Sie nicht immer ein dickes Buch o. Ä. haben, um Ihren Fuß darauf zu stellen, bleibt die aktivierende und kräftigende Wirkung.

> Für Ihr Tagesprogramm fahren Sie mit den folgenden Übungen, zunächst »Fels in der Brandung« (s. Übungsreihe 1, S. 105), zur Kräftigung und Dehnung fort.

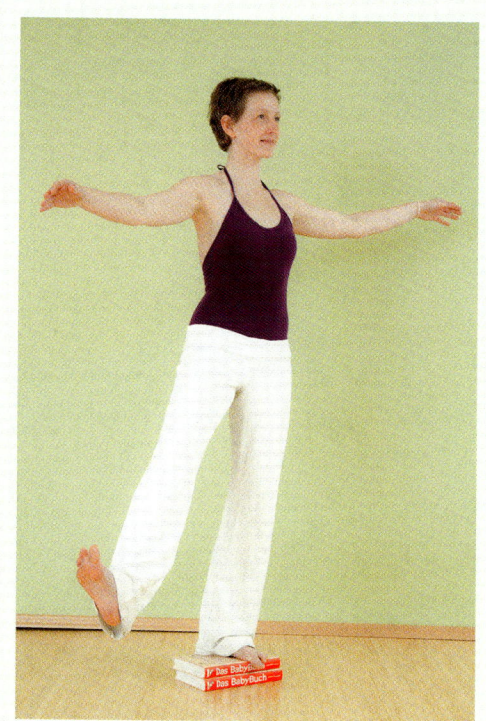

Gut geerdet in den Himmel wachsen

Der Baum

> Verlagern Sie das Körpergewicht auf
> einen Fuß und finden Sie einen an-
> genehmen Platz für den anderen; das
> kann der Spann des stehenden Fu-
> ßes sein oder auch die Innenseite des
> Oberschenkels. Vermeiden Sie das Ab-
> stellen des Fußes an der Innenseite des
> Knies, es könnte Ihrem Gelenk scha-
> den. Finden Sie einen sicheren Stand
> auf einem Bein. Fixieren Sie einen
> Punkt am Boden oder in der Ferne, so
> halten Sie leichter das Gleichgewicht.
> Ziehen Sie das Steißbein etwas nach
> unten und aktivieren Sie kraftvoll
> den Beckenboden mit der Basisübung.
> Bringen Sie Ihren unteren Bauch dabei
> in Spannung und heben Sie das Brust-
> bein.

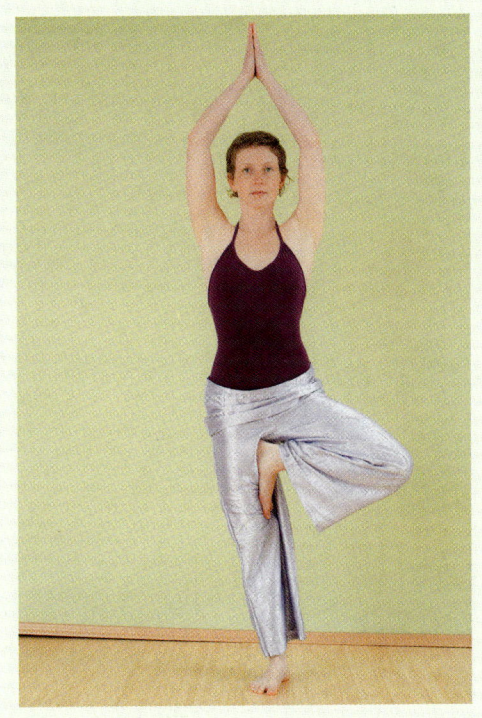

> Lassen Sie dem Baum eine breite Krone wachsen, indem Sie
> Ihre Arme zur Seite anheben. Wenn Sie sicher stehen, he-
> ben Sie die Arme senkrecht hoch. Fest verwurzelt in der Er-
> de wachsen Sie weiter in den Himmel. Bleiben Sie in dieser
> kraftvollen Position für 3–5 tiefe Atemzüge. Wiederholen
> Sie die Übung auf dem anderen Fuß. Auch hier können Sie
> den Oberkörper nach vorn aushängen lassen, wenn Ihre Rü-
> ckenmuskulatur sich nicht ganz entspannt.

> Die Übung kräftigt die Rückenmuskulatur, gleicht Fehlhal-
> tungen aus, aktiviert den Beckenboden, trainiert das Gleich-
> gewicht und stärkt die innere Mitte.

Die Standwaage

> Verlagern Sie Ihr Körpergewicht auf ei-
> nen Fuß, stellen Sie die Zehenspitzen
> des anderen Fußes etwa eine Schritt-
> länge nach hinten. Aktivieren Sie Ih-
> ren Beckenboden, spannen Sie den
> Unterbauch, heben Sie leicht das Brust-
> bein. Halten Sie diese Grundspannung
> über die gesamte Länge der Übung.
> Kommen Sie nun mit dem Oberkörper
> in eine leichte Vorbeuge, und heben Sie
> Ihre Arme. Bleiben Sie aktiv gespannt
> in Ihrer Körpermitte, und heben Sie
> den hinteren Fuß vom Boden.

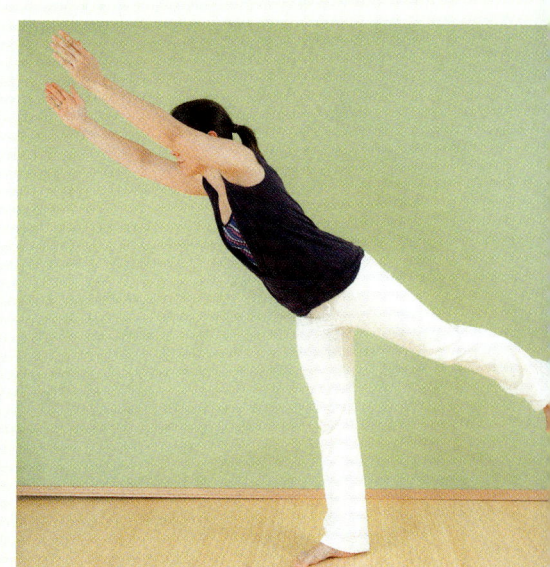

> Wiederholen Sie die Übung auf dem
> anderen Fuß. Halten Sie Ihre Endposi-
> tion jeweils für 3–5 tiefe Atemzüge.

> Die Übung stärkt den gesamten Körper und schult das Gleich-
> gewicht.

> Um den Rücken abschließend zu dehnen und zu lockern,
> wiederholen Sie noch einige Male die Übung »Die Katze«
> und die Abfolge »Atmen und Wachsen« aus der 1. Übungsrei-
> he (s. Seite 110 und 112).

Abschluss

> Beenden Sie Ihre Übungsreihe und nehmen Sie sich einige
> Minuten zur Entspannung. Legen Sie sich gerade ausgerich-
> tet auf eine weiche Unterlage. Wenn Sie sehr empfindlich im
> unteren Rücken sind, legen Sie sich ein dickes Kissen unter
> die Knie.

> Schließen Sie die Augen und lösen Sie alle Spannung in Ih-
> ren Gliedern. Spüren Sie Ihr Körpergewicht auf der Unterla-
> ge, und ruhen Sie sich aus, mindestens fünf Minuten lang.

Medienhinweise

> **Albrecht-Engel, Iris (2010):** Geburtsvorbereitung und Geburt. Entspannung und innere Balance, Massagen und Atemübungen. Weinheim und Basel (Beltz)

> **Cousins, Norman (Neuausgabe 2008):** Der Arzt in uns selbst. Wie Sie Ihre Selbstheilungskräfte aktivieren können. Darmstadt (Schirner)

> **Geißler, Karlheinz (2008):** Zeit, verweile doch. Lebensformen gegen die Hast. Freiburg (Herder)

> **Gotved, Helle; Herbst, Erika v. (2002):** Beckenboden – erfüllte Sexualität: den eigenen Körper besser spüren. Stuttgart (Karl F. Haug)

> **Klein, Margarita:** Schmetterling und Katzenpfoten. Sanfte Massagen für Babys und Kinder. Münster (Ökotopia) (20097)

> **Klein Margarita; Schön, Bernhard; Stüwe, Marion (2009):** Das Baby-Buch. Der große Ratgeber für Schwangerschaft, Geburt und erstes Lebensjahr. Mit CD. Weinheim und Basel (Beltz)

> **Lothrop, Hannah (Neuausgabe 2006):** Das Stillbuch. München (Kösel).

> **Maywald, Jörg:** Die beste Frühbetreuung für Ihr Kind. Krippe, Tagesmutter, Kinderfrau. Weinheim und Basel (Beltz) 2010.

> **Milz, Helmut (1992):** Der wiederentdeckte Körper. Vom schöpferischen Umgang mit sich selbst. München (dtv)

> **Mundzeck, Heike; Braack, Holger (2008):** Ein Leben beginnt ... Babys Entwicklung verstehen und fördern. DVD Hamburg (Luzifilm). Bestellung über www.liga-kind.de

Adressen

> **Deutscher Hebammen Verband e.V. (DHV)** (ehemals: Bund Deutscher Hebammen e.V., BDH) Tel.: 07 21/9 81 89 – 0 www.bdh.de

> **Bund freiberuflicher Hebammen Deutschlands e.V.** Tel.: 0 69 / 79 53 49 71 www.bfhd.de

> **Fortbildungsinstitut Kreisel e. V.** Ehrenbergstr. 25 22767 Hamburg Tel.: 0 40/38 55 83; 38 61 69 09 www.kreiselhh.de Dort können auch ausführlichere Anleitungen und mehr Fotos zu den beiden Übungsreihen dieses Buches eingesehen werden.

Impressum

Herausgeber und Lektorat
Bernhard Schön, Idstein

**Umschlagkonzept und
-gestaltung; Innenlayout**
Büro Hamburg, Anja Grimm

Satz und Herstellung
Nancy Püschel

Druck und Bindung
Beltz Druckpartner, Hemsbach

1. Auflage 2010
ISBN 978-3-407-22508-5

Bildnachweis
Umschlagabbildung; S. 1:
©Titus/Getty Images
S. 2, 9, 41, 74:
© Angelika Salomon
S. 27 – 30, 96, 102 – 126:
© Horst Lichte
S. 2: © mauritius images/
mindbodysoul
S. 6: © iStockfoto/Damir Cudic
S. 17: © Getty Images/LWA
S. 32: © mauritius images/
i love images
S. 46: © mauritius images/
Â Sabine & Christian Bordes
S. 53: © mauritius images/
Tetra Images
S. 61: © iStockfoto/Paha_L
S. 66: © mauritius images/
P. Widmann
S. 69: © iStockfoto/knape
S. 71: © iStockfoto/jarenwicklund
S. 78: © mauritius images/Johnér
S. 91: © mauritius images/Upper-
cut Independent

In Zusammenarbeit mit:

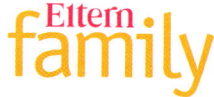

®ELTERN ist eine Marke der Gruner+Jahr
AG & Co. KG. Alle Rechte vorbehalten.

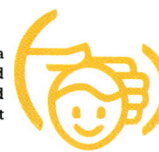

®ELTERN family ist eine Marke der Gruner+Jahr
AG & Co. KG. Alle Rechte vorbehalten.

**Deutsche Liga
für das Kind
in Familie und
Gesellschaft**

*Initiative gegen
frühkindliche
Deprivation e.V.*